Veena B
Punithavathy R
Satyam Martha

# Quistos e tumores em Odontopediatria

Veena B
Punithavathy R
Satyam Martha

# Quistos e tumores em Odontopediatria

ScienciaScripts

**Imprint**
Any brand names and product names mentioned in this book are subject to trademark, brand or patent protection and are trademarks or registered trademarks of their respective holders. The use of brand names, product names, common names, trade names, product descriptions etc. even without a particular marking in this work is in no way to be construed to mean that such names may be regarded as unrestricted in respect of trademark and brand protection legislation and could thus be used by anyone.

Cover image: www.ingimage.com

This book is a translation from the original published under ISBN 978-620-8-16977-0.

Publisher:
Sciencia Scripts
is a trademark of
Dodo Books Indian Ocean Ltd. and OmniScriptum S.R.L publishing group

120 High Road, East Finchley, London, N2 9ED, United Kingdom
Str. Armeneasca 28/1, office 1, Chisinau MD-2012, Republic of Moldova, Europe
Printed at: see last page
**ISBN: 978-620-8-22031-0**

## Conteúdo

# 1 Introdução

A patologia oral pediátrica engloba um grupo diversificado de entidades que vão desde o extremamente comum, passando pelo considerado uma variante anatómica normal, até ao extremamente raro. Em geral, olhando para a patologia oral como um todo, 8,2% das biópsias orais são recebidas de pacientes com menos de 16 anos de idade. Num estudo realizado por professores da Universidade de Pernambuco, Recife, Brasil, a prevalência de anomalias encontradas em crianças e adolescentes representou 19,18% de todas as biópsias .[1]
Com demasiada frequência, os médicos dentistas concentram-se estritamente nas necessidades dentárias do doente e não se apercebem de protuberâncias, inchaços, inchaços ou alterações subtis, ou mesmo não tão subtis, na textura ou na cor dos tecidos orais. As doenças da cavidade oral constituem uma área importante da especialidade pediátrica; no entanto, muitas são mal diagnosticadas ou não são tratadas devido à falta de recursos e de educação dos pais. Embora as lesões estejam confinadas à cavidade oral, podem fornecer uma pista para doenças mais graves subjacentes. Um vasto espetro de doenças manifesta-se com caraterísticas orais nas crianças, sendo a maioria assintomática e benigna.
Os quistos e os tumores são um grupo importante de patologias que afectam a região maxilofacial. Enquanto os tumores são lesões pouco frequentes, os quistos são lesões relativamente comuns na prática dentária. Os tumores orais em crianças constituem cerca de 3% de todos os tumores ou crescimentos semelhantes a tumores que ocorrem na cavidade oral em qualquer idade. Num estudo institucional de 12 anos (Department of Oral Pathology and Microbiology, Government Dental College, Thiruvananthapuram, Índia), 13,39% das lesões quísticas eram pediátricas .[2]
No entanto, os dados epidemiológicos sobre as lesões orais e maxilofaciais em crianças são relativamente escassos. Apesar da vasta literatura que relata a prevalência de doenças orais e maxilofaciais nas últimas décadas, poucos estudos se centraram nas lesões na população pediátrica. São raras as revisões de casos de patologia oral em crianças e são escassos os inquéritos relatados em populações jovens.
A informação atualmente disponível sobre os métodos de tratamento e os resultados a longo prazo das lesões orais e maxilofaciais em crianças é também largamente incompleta.
A população adulta e a população infantil/adolescente são diferentes em muitos aspectos, e não apenas devido ao seu tamanho. Durante o período de idade pediátrica, estão a ocorrer vários processos de desenvolvimento a longo prazo na área maxilofacial. Estes incluem o crescimento tridimensional do esqueleto maxilofacial, bem como a odontogénese da dentição decídua e permanente, podendo todos eles estar associados à formação de quistos e tumores. A familiaridade com estas entidades é essencial devido às diferentes implicações de gestão destes diagnósticos.
Existem diferenças no espetro de doenças observadas neste grupo e nos adultos. Embora as doenças possam ser semelhantes, o seu comportamento clínico é diferente. O rápido processo de crescimento e desenvolvimento na infância e na adolescência afecta o potencial de crescimento das lesões e, por vezes, resulta numa morbilidade considerável. Além disso, existem preocupações adicionais de gestão quando se trabalha com crianças. Muitos cirurgiões têm dificuldade em decidir qual a técnica que oferece melhores resultados e também não têm a certeza dos factores que podem influenciar as suas técnicas de escolha. O peso do tratamento é relativamente mais importante nas crianças, uma vez que o tratamento pode exercer influências negativas no crescimento e no desenvolvimento.[3]

Um exame clínico minucioso e o conhecimento das várias lesões são essenciais para um diagnóstico e tratamento precisos, bem como para o aconselhamento dos pais. É importante que os clínicos envolvidos no diagnóstico e tratamento de lesões pediátricas compreendam determinados padrões que acompanham o desenvolvimento destas lesões, para que se possam evitar diagnósticos incorrectos e atrasos no tratamento. Para um aconselhamento correto dos doentes/pais, é claramente necessário fazer juízos informados sobre a probabilidade de diagnóstico com base em dados relativos à ocorrência, ao comportamento biológico esperado e ao prognóstico. O conhecimento da prevalência das lesões e das caraterísticas básicas das várias lesões permite ao médico ter uma melhor compreensão do diagnóstico provável e do tratamento adequado.

Embora esta patologia seja pouco frequente no grupo etário pediátrico, a sua incidência e prevalência têm vindo a aumentar nos últimos anos. Devido à sua relativa raridade, este vasto espetro de lesões requer uma atenção cuidada. Os clínicos precisam de se manter a par das várias lesões orais com os seus sinais e sintomas, para que os doentes possam ser tratados sem demora e evitando a administração desnecessária de medicamentos. O conhecimento das doenças orais pediátricas tem um papel importante, uma vez que continuam a ser uma causa significativa de morbilidade nesta população e precisam de ser abordadas com uma colaboração estreita entre pediatras, dentistas, patologistas e cirurgiões.

## 2 História da classificação

Não existe uma classificação única e satisfatória para os quistos e tumores da região da cabeça e do pescoço. Há uma tendência para os patologistas complicarem demasiado a classificação, subdividindo as lesões de modo a incluir variantes. Uma classificação útil deve ser simples, com terminologias utilizadas globalmente, deve ser fácil de utilizar e relevante para os clínicos em termos de planeamento do tratamento. Uma nomenclatura simples e uniforme facilita a comunicação entre especialidades e permite a comunicação das lesões para fins estatísticos e de investigação.

A primeira tentativa de classificação de quistos e tumores foi publicada por Broca em 1868. Os padrões internacionais de classificação foram desenvolvidos pela primeira vez em 1952 (revisto por Sobin em 1971), quando um grupo de especialistas patrocinados pela OMS produziu uma classificação baseada em consenso com o objetivo de estabelecer critérios de diagnóstico clinicamente e praticamente relevantes. Estes esforços, em 1971, levaram à publicação da primeira edição de *Histological Typing Odontogenic Tumors, Jaw Cysts, and Allied Lesions* (Pindborg e Kramer). A classificação incluía todas as "neoplasias e outras lesões relacionadas com o aparelho odontogénico", "neoplasias e outras lesões relacionadas com o osso" e "quistos epiteliais".[4]

Vinte e dois anos depois, em 1922, foi publicada uma segunda edição (Kramer et al.), na qual a categoria benigna foi subdividida em três subgrupos: lesões em que há epitélio odontogénico sem ectomesênquima odontogénico (morfologicamente identificável); lesões em que ambos os elementos são identificáveis e lesões em que o ectomesênquima odontogénico parece predominar. A terceira edição (Barnes et al. 2005) omitiu os quistos e restringiu a classificação aos tumores e a uma gama de lesões "semelhantes a tumores". Posteriormente, a quarta (El-Nagger et al. 2017) e a quinta edições (who 2022a, b) incluíram os quistos odontogénicos e restauraram o estatuto do livro como uma classificação completa.[5]

A classificação atual da OMS baseia-se no comportamento das lesões. No entanto, existem algumas lesões que, do ponto de vista histológico, se enquadram, mas não cumprem os critérios de diagnóstico. Assim, uma classificação revista dos quistos e tumores odontogénicos que incorpore a patologia molecular das lesões poderá tornar-se obrigatória no futuro. As alterações na classificação ajudam-nos a compreender não só a patogénese, mas também a determinar o comportamento e o prognóstico do tumor.

A utilização de novas tecnologias, como o microscópio confocal a laser e novas aquisições sobre alterações genéticas em lesões odontogénicas, poderá acrescentar novos dados à classificação. É plausível supor que, no futuro, será possível compilar módulos específicos para cada tipo de quisto odontogénico, permitindo uma comparação rápida e eficiente e um diagnóstico seguro.[5]

## 3 Classificação dos quistos e tumores

Os quistos podem ser classificados em três categorias:

1. Quistos dos maxilares
   - Quistos odontogénicos
   - Quistos não odontogénicos
2. Quistos das glândulas salivares e mucosas menores
3. Quistos de desenvolvimento da cabeça e do pescoço

Os quistos odontogénicos têm sido divididos em quistos de origem inflamatória e quistos de origem do desenvolvimento. Estas são categorias convenientes, uma vez que a patogénese é claramente compreendida. Enquanto os quistos não odontogénicos são, na sua maioria, de origem do desenvolvimento, os quistos que afectam as glândulas salivares e as glândulas mucosas menores podem ser de natureza do desenvolvimento ou reactiva.

Tabela 1: Cistos e pseudocistos da cavidade oral[6]

1. Quistos Odontogénicos

1.1. Origem inflamatória

a) Quisto radicular: Quisto residual

b) Quisto colateral inflamatório: Quisto paradentário (bifurcação bucal)

1.2. Origem do desenvolvimento

a) Cisto dentígero: folicular, germinativo, cisto de erupção

b) Queratocisto odontogénico

c) Cisto periodontal lateral/ Cisto odontogénico bortryoide

d) Cisto gengival em bebés

1.3. Quistos com variante maligna

a) Cisto odontogénico glandular

b) Cisto odontogénico calcificante

c) Cisto odontogénico ortoqueratinizado

2. Quistos não odontogénicos dos maxilares

2.1. Cisto do ducto nasopalatino

2.2. Cisto nasolabial

2.3. Quistos palatinos de bebés: Pérolas de Epstein, nódulos de Bohn

3. Quistos salivares

3.1. Mucoceles

a) Cisto de extravasamento mucoso

b) Cisto de retenção mucosa

c) Ranula

3.2. Cisto do ducto salivar

4. Pseudocistos dos maxilares

a) Quisto ósseo simples

b) Cavidade óssea de Stafne

5. Quistos de desenvolvimento da cabeça e do pescoço

a) Quistos dermoides e epidermoides

b) Cisto do ducto tireoglosso

c) Cisto nasofaríngeo

d) Higroma quístico

Uma classificação exacta dos quistos está sempre sujeita a uma revisão contínua. A classificação proposta acima tem em conta o local de crescimento primário, a origem histológica e a potencial malignidade, chamando assim a atenção para os quistos que requerem um diagnóstico imediato.[4]

Os tumores primários são amplamente classificados em grupos odontogénicos e não odontogénicos. A OMS classificou este grupo de lesões em 1971 e 1992, com uma edição actualizada em 2005. A classificação aprovada na Conferência Editorial e de Consenso realizada em Lyon, França (OMS/IRAC) em julho de 2003 é a seguinte[3]

**TUMORES BENIGNOS**

1) Epitélio odontogénico com estroma fibroso maduro; ectomesênquima odontogénico não presente

a) Ameloblastoma
b) Tumor odontogénico escamoso
c) Tumor odontogénico epitelial calcificante
d) Tumor odontogénico adenomatóide
e) Tumor odontogénico quístico queratinizante

2) Epitélio odontogénico com ectomesênquima odontogénico com ou sem formação de tecido duro dentário

a) Fibroma ameloblástico
b) Fibrodentinoma ameloblástico e fibroodontoma ameloblástico
c) Odontoma-complexo e composto
d) Odontoameloblastoma
e) Tumor odontogénico cístico calcificante
f) Tumor de células fantasma dentinogénicas
c) Cementoblastoma

**TUMORES MALIGNOS**

**I. Carcinomas odontogénicos**

1) Ameloblastoma maligno com metástases
2) Carcinoma ameloblástico
3) Carcinoma intraósseo primário de células escamosas
4) Carcinoma odontogénico de células claras
5) Carcinoma odontogénico de células fantasma

**II. Sarcomas odontogénicos**

1) Fibrossarcoma ameloblástico
2) Sarcoma fibrodentino ameloblástico e fibro-odontosarcoma[3]

**CLASSIFICAÇÃO DOS TUMORES PEDIÁTRICOS DOS MAXILARES**

1) Tumores da mandíbula em crianças-Choung, *R.& Kaban, LB. (1985)*
2) Classificação dos tumores não odontogénicos dos maxilares em crianças

(a) Tumores mesenquimatosos benignos
(i) Lesões de células gigantes

3 Mesênquima e/ou ectomesênquima odontogénico com ou sem epitélio odontogénico incluído

a) Fibroma odontogénico

b) Mixoma ou fibromixoma odontogénico

(ii) Lesões fibro-ósseas
(iii)Mixoma
b) Tumores hematopoiéticos e reticuloendoteliais
(i) Histiocitose das células de Langerhans
(ii) Linfoma de Burkitt
(iii)Linfoma
c) Tumores neurogénicos
(i) Neurofibroma
(ii) Neurilemoma
(iii) Neuroma
(iv) Ganglioneuroma
(v) Neuroblastoma
(vi)Tumor neuroectodérmico melanótico
d) Lesões vasculares
i) Malformação vascular (capilar, linfática, venosa, arterial, combinada)
ii) Hemangioma
iii) Quisto ósseo aneurismático
e) Tumores mesenquimatosos malignos
i) Sarcoma osteogénico
ii) Condrossarcoma
iii) Fibrossarcoma
iv) Sarcoma de Ewing
f. Tumores epiteliais malignos
i. Carcinoma de células escamosas
ii. Carcinoma mucoepidermóide
iii. Carcinoma adenoide cístico
iv. Adenocarcinoma
2. Classificação dos tumores odontogénicos dos maxilares em crianças
a. Tumores epiteliais
i. Ameloblastoma (Periférico, Unicístico, Sólido, Multicístico)
ii. Tumor odontogénico adenomatóide
iii. Tumor odontogénico epitelial calcificante
b. Tumores mesodérmicos
i. Cementoma
ii. Displasia cementária periapical
iii. Fibroma de cimentação
iv. Cementoblastoma
v. Fibroma odontogénico
c. Tumores mistos
i. Fibroma ameloblástico
ii. Odontoma
3. Classificação dos tumores de pequenas células redondas em crianças
a. Tecidos moles Rabdomiossarcoma Tecidos moles
b. Sarcoma de Ewing Pequeno
c. Neural
i. Neuroblastoma

ii. Tumores neuroectodérmicos periféricos
iii. Feocromocitoma[3]

Classificação internacional do cancro *infantil-Steliarova-Foucher, E., Stiller, C., Lacour, B.& Kaatsch, P. (2005) Classificação Internacional do Cancro Infantil, terceira edição*

a. Tumores ósseos malignos
i. Osteossarcomas
ii. Condrossarcomas
iii. Tumor de Ewing e sarcomas ósseos afins
iv. Outros tumores ósseos malignos especificados
v. Tumores ósseos malignos não especificados
b. Tecidos moles e outros sarcomas extra-ósseos
i. Rabdomiossarcomas
ii. Fibrossarcomas, tumores da bainha dos nervos periféricos e outras neoplasias fibrosas
iii. Sarcoma de Kaposi
iv. Outros sarcomas de tecidos moles especificados
v. Sarcoma de tecidos moles não especificado

Ao ritmo das novas descobertas de novas alterações genéticas e moleculares, a classificação dos tumores necessita de mais modificações e subsequentes alterações no sistema de classificação.[3]

# 4 Quistos em Odontopediatria

## Definição

Um quisto é uma cavidade patológica com conteúdo fluido, semi-fluido ou gasoso que não é criado por pus, frequentemente, mas nem sempre, revestido por epitélio - Kramer,*1974*

Um quisto é uma cavidade anormal nos tecidos duros ou moles que contém fluido, semi-fluido ou gás e é frequentemente encapsulado e revestido por epitélio - *Killey &Kay, 1996*

## Patogénese

A formação de um quisto requer 3 elementos e pode ser considerada em 3 fases:

São necessários três elementos;

- Uma fonte de epitélio
- Um estímulo para a proliferação epitelial
- Um mecanismo de crescimento e reabsorção óssea

Três fases;

- *Fase de iniciação* - uma fonte de epitélio e um estímulo para a proliferação
- *Fase de formação do quisto* - a cavidade do quisto desenvolve-se e fica revestida por epitélio
- *Fase de crescimento e alargamento* - o quisto aumenta de tamanho e o crescimento é acompanhado por remodelação dos tecidos e reabsorção óssea

FASE DE INICIAÇÃO

O estímulo para o fenómeno de iniciação do quisto não é conhecido, à exceção do quisto odontogénico inflamatório, em que é a infeção que é considerada o fator precipitante que resulta na iniciação quística.

As fontes do epitélio são

- Lâmina dentária e seus remanescentes
- Órgão de esmalte
- Extensão das células basais a partir do epitélio oral sobrejacente.
- Redução do epitélio do esmalte.
- Restos celulares de Malassez

FASE DE FORMAÇÃO DO QUISTO

O processo atual de formação de quistos é pouco conhecido. Embora várias teorias tenham sido debatidas durante décadas, existem muito poucos dados experimentais para apoiar ou refutar qualquer uma delas. Existem três mecanismos propostos para a formação de quistos.

a) *Teoria da necrose central ou da deficiência nutricional* - a cavidade do quisto forma-se no interior de uma massa em proliferação de células epiteliais devido à perda de nutrição seguida de degeneração e morte das células no centro da massa.

b) *Teoria dos abcessos* - o epitélio em proliferação rodeia a cavidade de um abcesso, protegendo efetivamente o foco central da inflamação.

c) *Teoria da fusão dos filamentos epiteliais* - o epitélio em proliferação forma uma "massa esférica" tridimensional, que aprisiona o tecido conjuntivo inflamado. Este tecido conjuntivo rompe-se devido à perda de fornecimento de sangue e forma-se uma cavidade cística.

As três teorias não se excluem mutuamente e todas têm uma premissa semelhante - que o epitélio prolifera para rodear e envolver um foco de tecido inflamado e degenerado ou necrótico.

FASE DE ALARGAMENTO

Uma vez iniciada a formação do quisto, este continua a crescer e a alargar-se, independentemente da sua origem. Foram considerados os seguintes mecanismos para o aumento das lesões quísticas;

- Aumento do volume do conteúdo.
- Proliferação epitelial.
- Reabsorção do osso circundante.
- Degradação do tecido conjuntivo

AUMENTO DO VOLUME DO SEU CONTEÚDO

Isto pode dever-se a;

1. Secreção mucosa
2. Transudação e exsudação
3. Aumento da hiperosmolaridade

PROLIFERAÇÃO EPITELIAL

A proliferação epitelial é um dos processos essenciais através dos quais a área de superfície do saco

Aumenta; basicamente, por divisão celular periférica ou por acumulação de conteúdo celular. Um padrão multicêntrico de crescimento do quisto provocado pela proliferação de grupos locais de células epiteliais como os queratócitos. No entanto, num quisto estabelecido, o crescimento epitelial é sustentado por citocinas e factores de crescimento resultantes da resposta inflamatória. À medida que o quisto amadurece, a taxa de proliferação pode tornar-se baixa.

REABSORÇÃO ÓSSEA E DEGRADAÇÃO DO TECIDO CONJUNTIVO

A expansão deve estar associada à reabsorção óssea através da libertação de factores de reabsorção óssea da cápsula, que estimulam a função osteoclástica. A perturbação do sistema RANKL/RANK/OPG está envolvida na atividade osteoclástica resultante.

O elemento crucial seguinte é a degradação dos tecidos conjuntivos pela ação das metaloproteinases da matriz, que podem degradar uma vasta gama de proteínas da matriz.[4]

O quisto radicular tem origem na proliferação de restos epiteliais no ligamento periodontal como resultado de uma inflamação após a morte e necrose da polpa. O quisto resultante envolve normalmente o ápice do dente afetado, mas também pode surgir na face lateral da raiz. O quisto radicular que permanece após a remoção do dente afetado é denominado *quisto residual*.[4] Embora os quistos radiculares estejam mais frequentemente associados a dentes permanentes comprometidos endodonticamente, também foram descritos (num número limitado de casos) envolvendo dentes decíduos.

**Frequência**

Os quistos radiculares e residuais são, de longe, as lesões quísticas mais comuns nos maxilares, representando cerca de 60% dos quistos odontogénicos. Os quistos radiculares associados a dentes primários representam menos de 1% de todos os quistos radiculares, no entanto, a prevalência real é provavelmente mais elevada, dada a propensão dos clínicos para negligenciar radiolucências envolvendo dentes primários. ***Soluk Tekkesin et al.* (2016)** identificaram 596 cistos odontogénicos numa população pediátrica (idade 0-17 anos), dos quais 387 (65%) eram cistos radiculares (incluindo 17 cistos residuais). Destes, apenas 3 surgiram em indivíduos com menos de 6 anos de idade, 113 foram encontrados na dentição mista (idade 6-12 anos), e 271 estavam associados a dentes permanentes (idade 13-17 anos). Quase todos os estudos mostram que os quistos odontogénicos são ligeiramente mais comuns no sexo masculino do que no feminino.[4]

**Local:**

O quisto radicular pode ocorrer em todas as áreas dentárias dos maxilares, embora cerca de 60% sejam encontrados na maxila e 40% na mandíbula. Mas sabe-se que o quisto radicular que envolve dentes decíduos ocorre mais frequentemente em associação com molares mandibulares primários. [7]

**Apresentação clínica**

Muitos quistos radiculares não apresentam sintomas e são descobertos quando são efectuadas radiografias periapicais de dentes com polpas não vitais. Inicialmente, o aumento é ósseo e duro, mas à medida que o quisto aumenta de tamanho, o osso que o cobre torna-se muito fino, apesar do osso subperiosteal depositado, e o inchaço exibe então "elasticidade" ou "crepitação em casca de ovo". Só quando o quisto tiver corroído completamente o osso é que haverá flutuações. Na maxila, pode haver um alargamento vestibular ou palatino, enquanto que na mandíbula é geralmente labial ou vestibular e só raramente lingual. Os dentes associados a quistos radiculares são classicamente não reactivos aos testes de vitalidade e, dependendo do tamanho do quisto, pode ocasionalmente observar-se mobilidade dentária.

O facto é que os quistos radiculares são relativamente raros em relação ao vasto número de dentes grosseiramente cariados com polpas mortas. Vários autores acreditam que existem indivíduos propensos a quistos que mostram uma suscetibilidade particular para desenvolver quistos radiculares ***(Oehlers 1970***). É possível que um mecanismo imunitário possa inibir a formação de quistos na maioria dos indivíduos e que os indivíduos propensos a quistos tenham um mecanismo de vigilância e supressão imunológica defeituoso (***Troller, 1970*)**. Também é possível que alguns indivíduos tenham uma tendência genética para desenvolver quistos radiculares.[4]

Os quistos radiculares que surgem em dentes decíduos parecem ser muito raros, provavelmente porque as infecções pulpares e periapicais em dentes decíduos tendem a drenar mais rapidamente do que as dos dentes permanentes. A cárie é quase sempre o fator etiológico, embora existam casos relatados de terapia pulpar prévia, sugerindo que os medicamentos utilizados na pulpotomia podem ser um fator agravante adicional (***Grundy et al. 1984; Shetty et al. 2010***).

A descrição clássica do aspeto radiológico dos quistos radiculares é que são radiolucências redondas ou ovóides rodeadas por uma margem radiopaca estreita que se estende a partir da lâmina dura do dente envolvido. Em quistos infectados ou de crescimento rápido, a margem radio-opaca pode não estar presente. Radiograficamente, não existem caraterísticas de imagem discretas para distinguir entre quistos radiculares e granulomas periapicais. Um cisto radicular na margem lateral de uma raiz em associação com um canal radicular acessório deve ser diferenciado de um cisto periodontal lateral. Um quisto residual é geralmente redondo a oval, com uma margem bem demarcada e frequentemente corticada, encontrado numa área edêntula dos maxilares, no local de uma extração dentária anterior. Com um quisto residual, o diagnóstico diferencial de queratocisto deve ser considerado.[4]

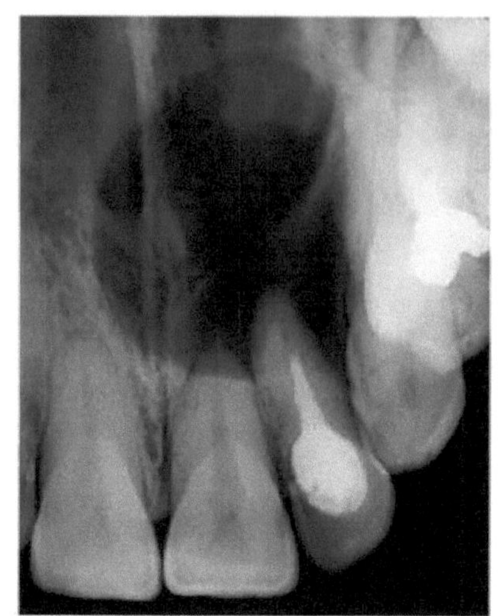

Radiografia de um quisto radicular. A lesão é uma radiolucência bem definida associada ao ápice de um dente não vital preenchido por raiz

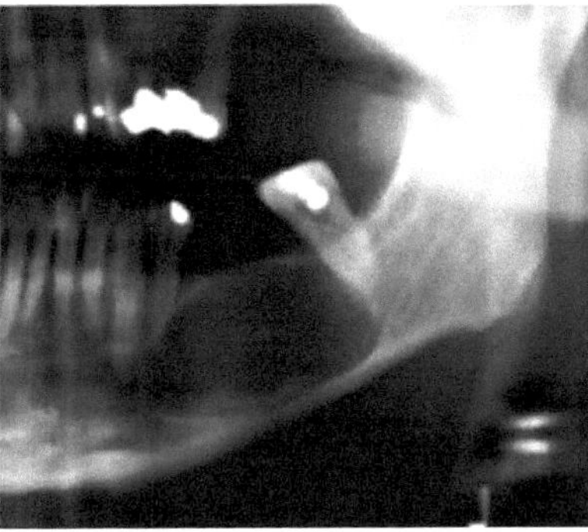

Radiografia de um quisto residual. A lesão encontra-se no local de um dente previamente extraído

**Histopatologia**

Os achados caraterísticos são a presença de uma parede de tecido conjuntivo fibroso denso, um revestimento epitelial escamoso estratificado não queratinizado e um lúmen histologicamente evidente. [7]O líquido cístico não infetado é de cor palha ou acastanhado e tem fendas de colesterol. Pode ser encontrada uma pequena quantidade de flocos de queratina. Em casos de infecções de longa duração, pode ser expresso um material caseoso branco sujo ou pode estar presente pus franco. A parede do quisto é composta por tecido fibroso e de granulação inflamado. Os corpos hialinos são caraterísticos, mas só são observados em cerca de 10% das lesões. Nos quistos de longa duração e residuais, o epitélio pode tornar-se fino e regular.[6]

Foram registadas duas variantes histológicas de quisto radicular - (a) quisto de bolsa periapical caracterizado por uma cavidade revestida por epitélio que permanece aberta até ao ápice da raiz e (b)

cisto verdadeiro periapical onde o epitélio permanece completamente separado do ápice do dente. [7]

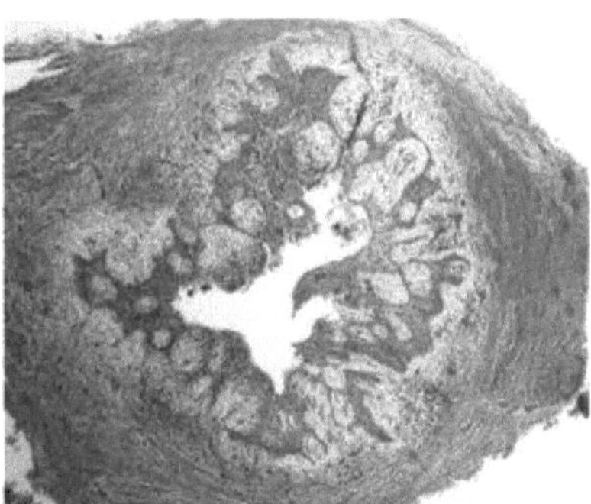

Cisto residual revestido por parede fibrosa espessa e lúmen revestido por epitélio em proliferação.

**Tratamento**

Os quistos radiculares podem ser removidos por cirurgia conservadora, envolvendo uma simples curetagem da lesão, efectuada por apicectomia, que envolve a remoção do quisto e do ápice da raiz e o selamento da porção apical do canal radicular. Ocasionalmente, o dente afetado pode ser removido. Em qualquer dos casos, o quisto tem de ser curetado para evitar que fique com resíduos.[4]

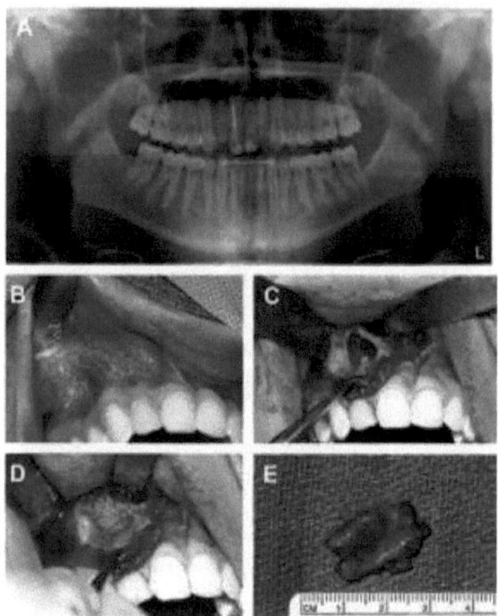

Quisto radicular de grandes dimensões apresentado num rapaz de 17 anos. (A) Radiografia panorâmica demonstrando radiolucência periapical corticada persistente após tratamento endodôntico do incisivo central superior direito. (B-D) Enucleação cirúrgica do quisto (E) Espécime removido

O prognóstico do quisto radicular é excelente, desde que seja efectuado um tratamento cirúrgico adequado. A recorrência é essencialmente nula se a totalidade do quisto for removida e a fonte de inflamação for tratada adequadamente.[7]

O cisto paradentário representa uma forma rara de cisto ododntogénico inflamatório, ocorrendo como resultado da inflamação do tecido pericoronal. A lesão apresenta-se como um balonamento dos tecidos pericoronários para formar uma bolsa (***Ackermann et al. 1987; Slater 2003***) que alguns podem não considerar como um verdadeiro cisto, enquanto outros o consideram como uma simples variante de um cisto dentígero. No entanto, as caraterísticas clínicas e radiológicas são as de uma lesão quística e estão incluídas na classificação de quistos dos maxilares da Organização Mundial de Saúde (OMS).

**Frequência**

O quisto paradentário representa cerca de 4% de todos os quistos odontogénicos, a grande maioria associada a molares inferiores. Enquanto a maioria dos cistos paradentários envolve terceiros molares inferiores parcial ou totalmente erupcionados (61,4%), o cisto da bifurcação vestibular, considerado um subtipo, é uma lesão pediátrica. A idade típica de aparecimento situa-se entre os 4 e os 14 anos, correspondendo ao tempo de erupção do respetivo dente. Verificou-se uma preponderância considerável do sexo masculino nos relatos de Ackerman, Cohen e Altini, enquanto que no material de Vedtotf e Praetorious se verificou uma distribuição igual entre os sexos.

**Sítio**

Os quistos colaterais inflamatórios são quase exclusivamente encontrados na mandíbula e mais de 60% são quistos paradentários que envolvem um terceiro molar mandibular. Apenas um pequeno número de casos foi relatado na maxila. Os quistos da bifurcação bucal mandibular localizam-se no primeiro ou segundo molar, sendo duas vezes mais comuns no primeiro molar. Ocasionalmente, a lesão pode ser bilateral. Assim, são reconhecidos dois tipos principais de quisto inflamatório colateral: o quisto paradentário, encontrado predominantemente nos terceiros molares inferiores, e o quisto da bifurcação bucal mandibular, encontrado nos primeiros ou segundos molares (***Speight e Soluk Tekke§in 2022***).

| | **Cisto paradentário** | **Cisto da bifurcação bucal** |
|---|---|---|
| Sítio | Mandibular 3rd molar | Mandibular 1st ou 2nd molar |
| Frequência | 4% | 0.2% |
| Localização | Distal ou distobucal | Bucal |
| Proporção em homens | 70% | 55% |
| Proporção bilateral | 4% | 25% |

**Apresentação clínica**

A lesão pode ser ligeiramente sintomática ou manifestamente dolorosa, com inchaço, expansão e erupção retardada.

O quisto paradentário apresenta-se com uma história de pericoronite num dente parcialmente erupcionado, embora a lesão possa não apresentar sintomas na apresentação. Ao exame, todas as lesões sao encontradas no lado vestibular do dente e a maioria está orientada para o aspeto distal. À sondagem, o lúmen do quisto comunica geralmente com a bolsa periodontal associada ou com o espaço pericoronário por baixo do opérculo inflamado.

Em contraste com o quisto paradentário, o quisto da bifurcação bucal mandibular apresenta-se normalmente com sintomas - mais frequentemente uma queixa de inchaço, com dor ou sensibilidade. O dente afetado está normalmente inclinado para vestibular, de modo que os ápices estão adjacentes à placa cortical lingual. O dente é sempre vital, o que permite excluir um quisto radicular lateral.

Radiograficamente, o cisto apresenta-se como uma radiolucência bem demarcada, geralmente com uma margem corticada. Os achados radiográficos clássicos incluem um espaço intacto do ligamento periodontal e da lâmina dura, extensão da lesão radiolúcida para o bordo inferior da mandíbula sem alteração da anatomia óssea e uma reação periosteal na superfície vestibular da mandíbula.

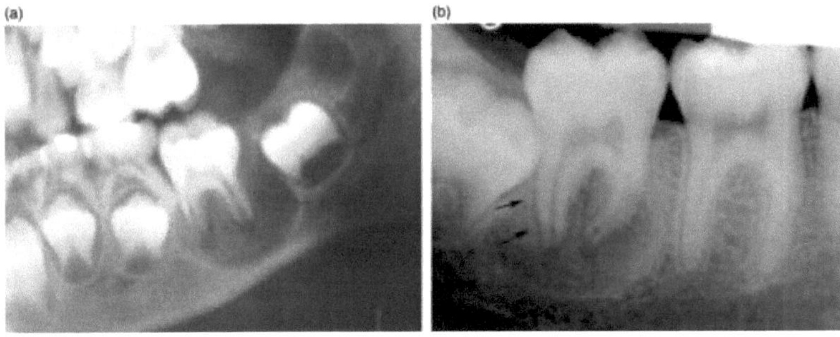


Cistos de bifurcação vestibular mandibular envolvendo (a) um primeiro molar permanente em erupção e (b) um segundo molar permanente. Os cistos são bem demarcados e corticados e cobrem os aspectos vestibulares e periapicais das raízes dentárias. O ligamento periodontal e a lâmina dura estão intactos (setas)

**Histopatologia**

Histologicamente, os quistos da bifurcação bucal apresentam um revestimento epitelial composto por epitélio escamoso estratificado não queratinizado com áreas focais de hiperplasia. Existe frequentemente um infiltrado inflamatório denso que envolve tanto a parede do tecido conjuntivo como o epitélio de revestimento do quisto, o que é análogo aos achados histológicos observados noutros tipos de quistos odontogénicos inflamatórios (ou seja, quistos radiculares, quistos periapicais residuais, quistos radiculares laterais).

**Patogénese**

Esses cistos provavelmente surgem pela proliferação dos restos celulares de malassez no periodonto lateral. A consequência dos eventos que levam à sua formação é provavelmente semelhante à que ocorre quando os restos celulares de malassez na região apical do periodonto são estimulados a proliferar como resultado de um estímulo inflamatório da polpa não vital.

Parece claro que o quisto paradentário é de origem inflamatória e surge do epitélio odontogénico. Craige sugeriu que tanto os restos celulares de Malassez como o epitélio reduzido do esmalte poderiam fornecer a célula de origem. Ele favoreceu a última fonte, argumentando que, no seu estudo, o resto de Malassez parecia sempre inativo e que, se o resto de Malassez fosse responsável, as lesões deveriam estar igualmente distribuídas pela superfície da raiz. No seu estudo, indicou que o desenvolvimento do quisto paradentário pode seguir-se à hiperplasia e à alteração quística no epitélio reduzido do esmalte. Sugeriu que a presença de uma extensão do epitélio reduzido do esmalte sobre as projecções do esmalte poderia ser a origem e explicar a localização frequente dos quistos na zona vestibular.

**Tratamento**

O tratamento dos quistos da bifurcação bucal tem vindo a evoluir ao longo do tempo. Historicamente, os quistos da bifurcação bucal eram tratados com a extração do dente envolvido e enucleação do quisto. Estudos subsequentes demonstraram que a extração do dente é desnecessária e que a simples enucleação do quisto é tratamento suficiente. Estratégias não cirúrgicas menos invasivas envolvendo sondagem periodontal e irrigação diária da bolsa periodontal têm sido sugeridas mais recentemente como alternativa à enucleação.

O prognóstico dos quistos da bifurcação bucal após a enucleação é apreciável.[4]

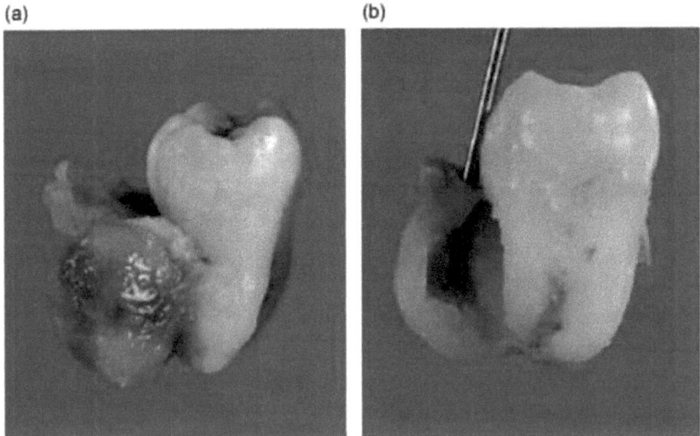


Espécime macroscópico de um quisto paradentário na face vestibular de um terceiro molar parcialmente erupcionado, que foi recebido intacto. (a) O cisto está ligado à junção cemento-esmalte e envolve as superfícies distal e vestibular das raízes. (b) A sondagem cuidadosa mostra que o lúmen está aberto em direção ao aspeto coronal e está em continuidade com o revestimento da bolsa pericoronária.

Um quisto dentígero é um quisto odontogénico que envolve a coroa de um dente não irrompido e está ligado à região cervical na junção cemento-esmalte (Nelson e White 2021) e desenvolve-se como resultado da expansão do folículo dentário, em resposta a uma acumulação de fluidos entre o epitélio reduzido do esmalte e a coroa ou entre as camadas do órgão do esmalte. A histiogénese do quisto dentígero tem permanecido pouco clara até à data, sendo que a maioria dos autores defende uma origem desenvolvimental. [7]O termo quisto folicular tem sido utilizado como sinónimo, mas o termo dentígero é o mais utilizado e preferido.

**Frequência:**

Estes são o segundo quisto odontogénico mais comum, com predileção pelo sexo masculino e uma frequência estimada de 1,44 em cada 100 dentes impactados. Numa grande série de quistos registados durante um período de 46 anos na Universidade de Witwatersrand, Shear descobriu que 17,1% (599) de 3498 quistos maxilares eram quistos dentígeros. Vários estudos mostraram que a frequência relativa de quistos dentígeros é maior em populações pediátricas (16 anos ou menos), sendo a explicação provável que as crianças são menos susceptíveis a quistos radiculares, resultando numa frequência relativamente maior de quistos dentígeros. O caso mais jovem relatado é o de uma criança de 1 ano de idade (***Suresh et al. 2011***). Sem exceção, a literatura mostra que existe uma predileção masculina pelos quistos dentígeros, sendo os homens afectados em cerca de 60% dos casos.[4]

**Local:**

São comumente associados aos terceiros molares inferiores impactados, seguidos pelos caninos superiores, segundos pré-molares inferiores e terceiros molares superiores. Os cistos dentígeros que surgem em crianças podem ser de origem inflamatória e estão associados a caninos superiores ou pré-molares inferiores.

Não foram registados casos em dentes decíduos. No entanto, diz-se que o tipo inflamatório que ocorre em dentes permanentes é o resultado da inflamação de um dente decíduo não vital que se espalha para envolver o folículo subjacente.[7]

**Apresentação clínica:**

Os quistos dentígeros são carateristicamente assintomáticos e crescem até atingirem um grande tamanho antes de serem diagnosticados. A grande maioria é observada em radiografias que foram tiradas porque um dente não erupcionou, ou está ausente, ou porque os dentes estão inclinados ou estão desalinhados. Estão sempre associados a um dente não irrompido ou impactado, apresentando-se como uma tumefação de crescimento lento, podendo causar expansão buco-lingual. Os quistos dentígeros podem ocasionalmente ser dolorosos, particularmente quando estão infectados.

A presença de uma radiolucência unilocular bem circunscrita ao redor da coroa de um dente impactado ou em desenvolvimento é considerada um achado clássico na formulação de um diagnóstico diferencial que inclua essa entidade. A lesão envolve a coroa do dente e está fixada no pescoço ou na região cervical (onde a coroa do dente encontra a raiz), de modo que apenas a coroa do dente se projeta para o lúmen do cisto. Os quistos dentígeros são uniloculares e têm uma margem corticada e o contorno corticado do quisto é contínuo com a lâmina dura que envolve a raiz do dente.

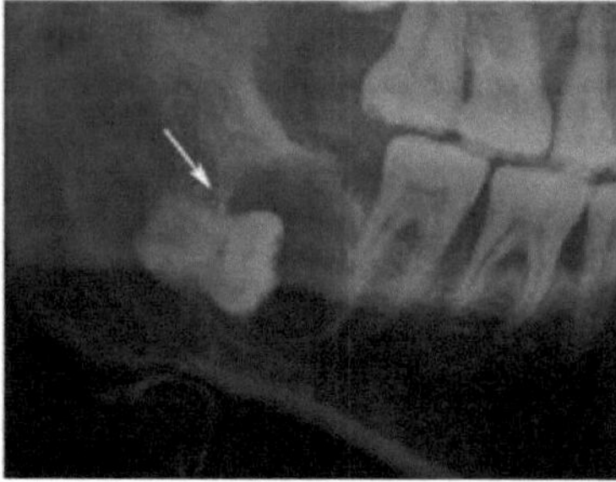

Radiografia de um quisto dentígero típico, associado a um terceiro molar inferior. O cisto é bem definido e tem uma margem corticada fixada na junção cemento-esmalte (seta)

No dente em desenvolvimento, o tamanho da lesão radiolúcida deve ser maior que o do folículo pericoronário e considerado normal quando menor que 4 mm. No entanto, muitos estudos sugerem que a largura do folículo não é um indicador fiável de alterações patológicas. Embora um espaço pericoronário superior a 2,5-5 mm seja sugestivo de alteração patológica, também pode ser um folículo aumentado. Apenas espaços pericoronários de 10 mm ou mais são mais prováveis de serem cistos dentígeros. Os quistos dentígeros podem tornar-se grandes e levar à deslocação do dente impactado associado, à reabsorção radicular da dentição adjacente e à reabsorção óssea.

Na **variedade central do quisto dentígero, a coroa é envolvida simetricamente**. Nestes casos, a pressão aplicada à coroa do dente pode empurrá-la para longe da sua direção de erupção. Desta forma, os terceiros molares inferiores podem ser encontrados na borda inferior da mandíbula ou no ramo ascendente e um canino superior pode ser forçado para dentro do seio maxilar até o assoalho da órbita. Um incisivo maxilar pode ser encontrado abaixo do assoalho do nariz.

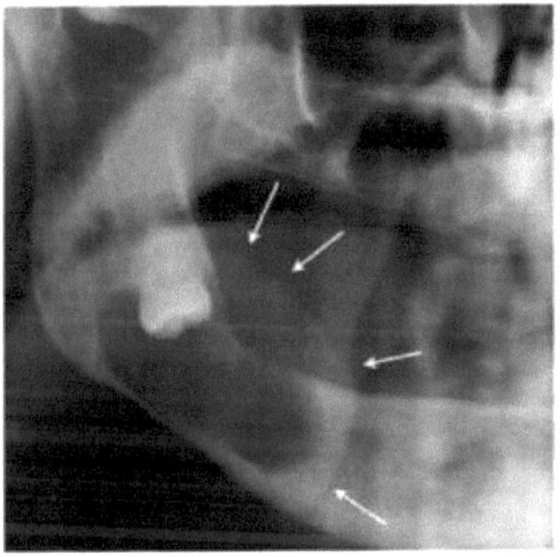

O tipo central de quisto dentígero deslocou o terceiro molar para o ramo ascendente. Este quisto de grandes dimensões expandiu-se para vestibular, mas nesta radiografia simples apenas se pode ver uma sombra (setas)

**O tipo lateral de quisto dentígero** é uma aparência radiográfica que resulta da dilatação do folículo num aspeto da coroa. Este tipo é normalmente observado quando um terceiro molar mandibular impactado erupcionou parcialmente de modo a que o seu aspeto superior ficasse exposto.

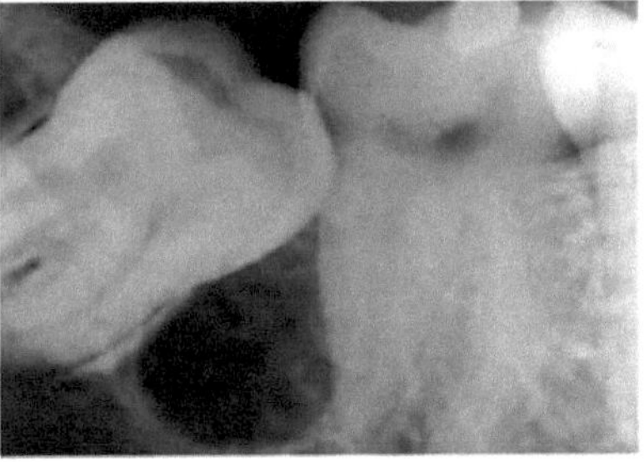

Radiografia de um tipo lateral de cisto dentígero. O cisto está deslocado para a face medial do dente, que agora está parcialmente erupcionado.

**Cistos dentígeros circunferenciais,** todo o dente parece estar envolvido pelos resultados do cisto quando o folículo se expande.

As outras lesões que devem ser consideradas, e que estão frequentemente associadas a terceiros molares não irrompidos, são o queratocisto odontogénico, o quisto odontogénico ortoqueratinizado e o ameloblastoma. Noutros locais, uma lesão importante a considerar é o tumor odontogénico adenomatóide, que pode ser encontrado até 75% num canino superior.

**Histopatologia**

A histologia típica mostra uma parede fina e fibrosa do quisto que, sendo derivada do folículo dentário, consiste em fibroblastos estrelados finos, amplamente separados por estroma e substância triturada, dando uma aparência ligeiramente mixoide. O revestimento epitelial é normalmente um epitélio escamoso estratificado fino, não queratinizado, com cerca de duas a cinco camadas de células de espessura e derivado do epitélio reduzido do esmalte. Pode ocorrer hiperplasia epitelial focal de espessura variável devido a inflamação secundária e pode tornar o quisto dentígero histologicamente indistinguível de um quisto radicular. Na maioria das análises, cerca de 70-80% dos cistos dentígeros mostram evidências de inflamação na parede (***Lin et al. 2013***; ***Huang et al. 2019***) e isso é mais comum e intenso em casos pediátricos, onde uma origem inflamatória pode ser aparente (***Benn e Altini 1996; Shibata et al. 2004; Huang et al. 2019***).

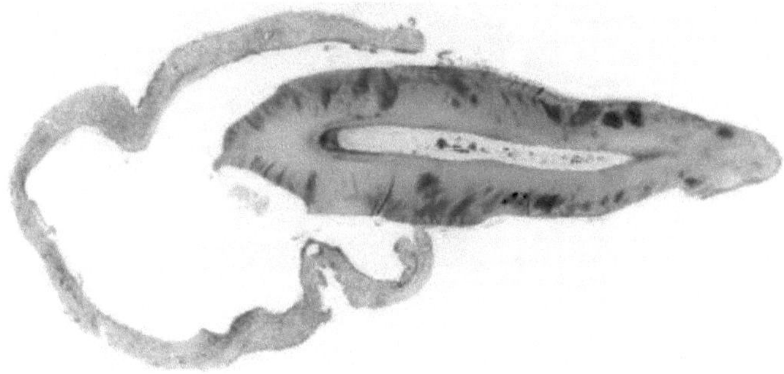

Vista de baixa potência de uma secção descalcificada de um quisto dentígero e do seu dente associado. O quisto envolve a coroa e está ligado ao dente na junção cemento-esmalte

**Cisto dentígero inflamatório**

Embora a grande maioria dos cistos dentígeros tenha origem no desenvolvimento, em alguns casos há boas evidências de que o desenvolvimento do cisto pode ser iniciado por uma inflamação, resultando em um verdadeiro cisto dentígero inflamatório. A patogénese destes quistos envolve a estimulação do epitélio reduzido do esmalte de um dente permanente em desenvolvimento por inflamação periapical a partir de um precursor decíduo cariado e não vital. Assim, os cistos dentígeros inflamatórios surgem em crianças, na dentição mista, e mais frequentemente estão associados a pré-molares em desenvolvimento. No entanto, os casos individuais precisam de ser avaliados de forma crítica - microscopicamente, o revestimento do quisto deve demonstrar um componente facilmente identificável de epitélio reduzido do esmalte antes de ser feito o diagnóstico de quisto dentígero.

## Critérios para o diagnóstico de quisto dentígero

- Um diagnóstico correto é facilitado por uma correlação cuidadosa das caraterísticas clínicas, radiológicas e histológicas. O patologista deve rever as radiografias ou o relatório do radiologista para confirmar a relação do quisto com a coroa de um dente não irrompido.

- Os quistos dentígeros apresentam-se sempre como uma radiolucência à volta da coroa de um dente não irrompido ou impactado.
- A radiolucência, ou espaço pericoronário, é superior a 5 mm, embora um espaço de 10 mm ou mais seja mais provável que seja um quisto dentígero.
- A cavidade ou o lúmen cístico podem ser demonstrados na cirurgia ou no exame macroscópico.
- O revestimento do cisto está ligado à região cervical do dente na junção cemento-esmalte. Isto pode ser visto num exame macroscópico ou microscópico se o dente e o quisto forem processados em conjunto.
- No exame histológico, o quisto é revestido por epitélio estratificado fino, regular e não queratinizado. Podem ser observadas áreas de epitélio cuboidal de duas camadas que se assemelham a epitélio de esmalte reduzido.
- A inflamação está frequentemente presente.
- Um revestimento com caraterísticas de um queratocisto odontogénico ou ameloblastoma exclui o diagnóstico de quisto dentígero, mesmo que o revestimento esteja ligado ao dente. Estas seriam lesões "envolventes".

**Tratamento**

A base do tratamento do cisto dentígero é a enucleação do cisto com ou sem remoção do dente envolvido. Quando caninos ou pré-molares estão envolvidos em crianças, a ênfase é na enucleação conservadora, muitas vezes combinada com ortodontia, a fim de reter o dente envolvido e garantir a erupção em oclusao normal (***Bodner 2002; Motamedi e Talesh 2005; Hauer et al. 2020***). A marsupialização ou descompressão pode ser usada quando se tenta preservar os dentes (***Koca et al. 2009; Hyomoto et al. 2003***). Os fatores que influenciam a erupção do dente impactado associado ao cisto dentígero sem tração ortodôntica são (1) idade do paciente (<10 anos), (2) profundidade da impactação (<5,1 mm), (3) angulação menor que 25% e (4) relação espaço/dente maior que 1:1.

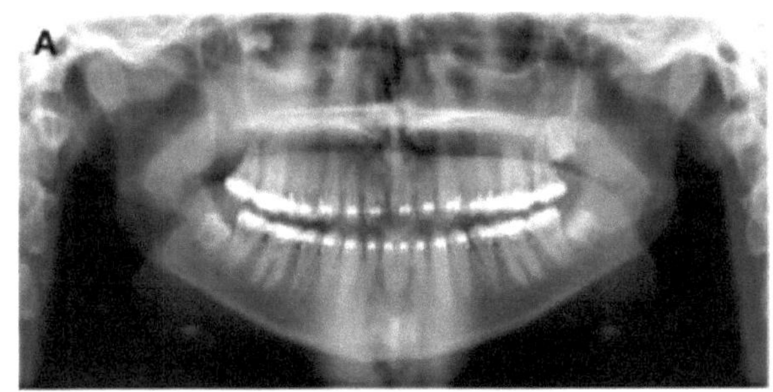


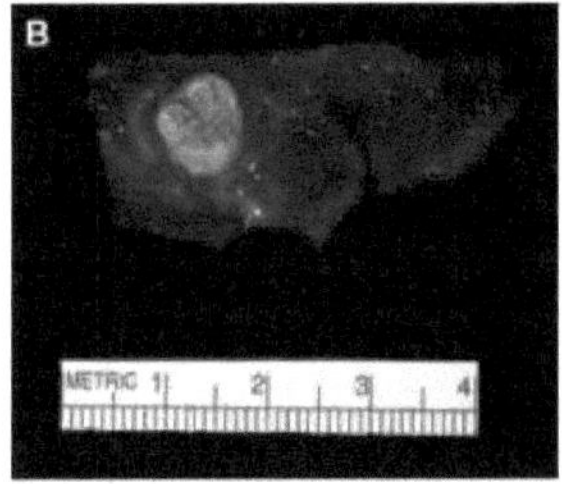

cisto germinativo numa rapariga de 17 anos. (A) Panorâmica
gráfico representando o dente 18 impactado severamente com gelo, secundário a uma lesão cística no seio maxilar direito. com espécime após a cimentação do dente e cisto concomitante

O prognóstico do quisto dentígero é excelente, uma vez que a recorrência é extremamente rara.[4]

O quisto de erupção representa uma variante do quisto dentígero que se desenvolve no tecido mole imediatamente antes da erupção do dente na cavidade oral. Enquanto o quisto dentígero se desenvolve em torno da coroa de um dente não irrompido ou impactado no interior do osso, o quisto de erupção está associado a um dente que, de outra forma, poderia erupcionar normalmente. Este quisto tem origem na separação do folículo dentário da coroa do dente à medida que este irrompe através do tecido mole. É reconhecido como uma entidade clínica separada de um cisto dentígero porque está confinado ao tecido mole alveolar.[7]

**Frequência**

A prevalência de cistos de erupção relatada na literatura é baixa, pois os cistos de erupção são geralmente tratados de forma conservadora e o tecido raramente é enviado para exame histológico. ***Bodner (2002)*** relatou uma série de 69 pacientes pediátricos com lesões císticas dos maxilares, diagnosticadas clinicamente e histologicamente, e descobriu que 22% eram cistos de erupção. Os quistos de erupção são encontrados em crianças e são mais frequentemente relatados como ocorrendo na dentição permanente entre os 6 e os 9 anos de idade. Casos ocasionais têm sido relatados em adultos, geralmente associados a dentes que foram impactados, mas que irromperam tardiamente. Os cistos de erupção também foram relatados no nascimento, associados a dentes natais ***(Bodner 2002***) ou apresentando-se como um inchaço na mandíbula anterior associado ao desenvolvimento de incisivos decíduos (***de Oliveira et al. 2018***). Cerca de 60% são encontrados em homens, com uma proporção M:F de cerca de 2:1

**Sítio**

Podem estar envolvidos dentes decíduos e permanentes, mais frequentemente anteriores ao primeiro molar permanente. Os dentes mais frequentemente envolvidos na dentição permanente têm sido os incisivos centrais superiores e os primeiros molares, e na dentição decídua, os primeiros molares superiores e os incisivos superiores ou inferiores (***Aguilo et al. 1998; Bodner et al. 2005; Sen-Tiling et al. 2017***).[4]

**Apresentação clínica**

Os quistos de erupção apresentam-se como uma lesão bem circunscrita e flutuante no tecido mole alveolar que cobre um dente em erupção. A cor dessa lesão cística pode variar de translúcida a roxo-azulada ou até mesmo a um tom preto-azulado escuro. A aparência clínica mais escura representa sangue dentro da cavidade cística e é frequentemente referida como um hematoma de erupção. A transiluminação é um auxiliar de diagnóstico útil para distinguir um quisto de erupção de um hematoma de erupção **(Seward, 1973)**. A maioria destas lesões é assintomática, mas pode tornar-se sintomática devido a traumatismo ou a uma infeção secundária.[7]

É frequente haver uma história breve de cerca de três a quatro semanas de duração, durante as quais aumentam de tamanho para cerca de 1-1,5 cm. Estão normalmente expostos a traumatismos mastigatórios, que provocam hemorragia.

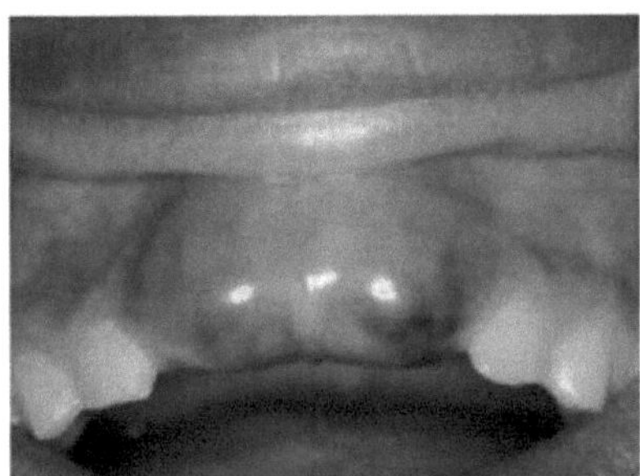

Quistos de erupção envolvendo ambos os incisivos permanentes superiores

O quisto pode criar uma sombra nos tecidos moles, mas normalmente não há envolvimento ósseo. Um dente em erupção deve sempre ser radiograficamente evidente subjacente à área envolvida, e não deve haver evidência de um componente intraósseo para o cisto.

**Histopatologia**

Não existem caraterísticas histopatológicas específicas do quisto de erupção e o exame histológico desempenha apenas um papel secundário no diagnóstico. O revestimento epitelial do quisto é de origem epitelial do esmalte reduzido e, carateristicamente, consiste em duas a três camadas celulares de epitélio escamoso estratificado não queratinizado.[4]

**Tratamento**

A grande maioria dos cistos de erupção não necessita de intervenção cirúrgica. Eles permanecem assintomáticos e se automarsupializam naturalmente à medida que o dente subjacente irrompe no espaço cístico e depois através do tecido mole alveolar. Quando a intervenção cirúrgica é necessária, a marsupialização simples com a remoção do "topo" do cisto quase sempre tem um resultado satisfatório.

O prognóstico dos quistos de erupção é excelente, dada a elevada propensão para a auto-correção destes quistos, sem necessidade de intervenção cirúrgica. A probabilidade de recidiva é essencialmente nula após a erupção adequada do dente agressor na cavidade oral.[7]

O termo "queratocisto odontogénico" foi introduzido por Philipsen (1956) e é atualmente muito utilizado. A designação "queratocisto" foi utilizada para descrever qualquer quisto maxilar em que a queratina se formasse em grande parte. Embora a Organização Mundial de Saúde (OMS) classifique o OKC como tumor odontogénico queratocístico (KCOT), esta terminologia ainda não foi universalmente adoptada.

**Idade e sexo**

Os queratocistos ocorrem numa vasta gama de idades, tendo sido registados casos logo na primeira década e até à nona década. Na maior parte das séries, tem-se registado um pico de frequência acentuado na segunda e terceira décadas, com predileção pelo sexo masculino. Embora o queratocisto odontogénico seja mais comum em pessoas jovens, é muito raro na primeira década. Na revisão de Shear et al, apenas 9 de 1007 casos foram encontrados em crianças com menos de 10 anos.[8]

**Sítio**

A mandíbula é envolvida com muito mais frequência do que a maxila. Cerca de 75% dos quistos são mandibulares, sendo particularmente comuns (60%) na área molar/ramo. A figura abaixo mostra a distribuição local aproximada do OKC.

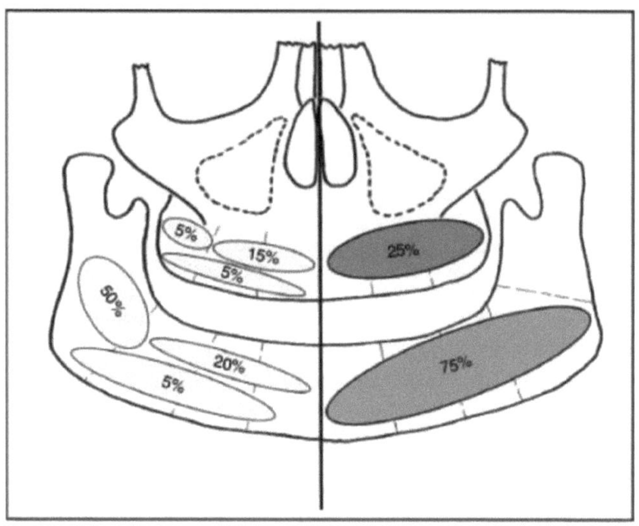


**Apresentação clínica**

A apresentação mais comum é a de uma tumefação indolor, o que se deve ao seu aumento no osso esponjoso, sendo a placa cortical envolvida numa fase posterior. Cerca de 20% dos queratocistos são achados acidentais, secundários a uma fratura patológica ou, mais frequentemente, descobertos durante um exame dentário quando são tiradas radiografias. Os sintomas, quando presentes, incluem dor, descarga purulenta ou, ocasionalmente, parestesia do lábio inferior ou dos dentes.

Na maioria dos casos, o inchaço é acompanhado por expansão do osso - mais frequentemente expansão vestibular e raramente palatina. Tal como acontece com outras lesões intra-ósseas dos maxilares, o cisto alargado pode causar reabsorção ou deslocamento dos dentes (***Borghesi et al. 2018***).

Um queratocisto odontogénico típico aparece como uma radiolucência unilocular ou multilocular bem demarcada com uma margem corticada, no entanto, são observadas variações. Os quistos variam desde lesões pequenas, redondas ou ovóides e bem demarcadas a lesões grandes e extensas com margens mal definidas.[4]

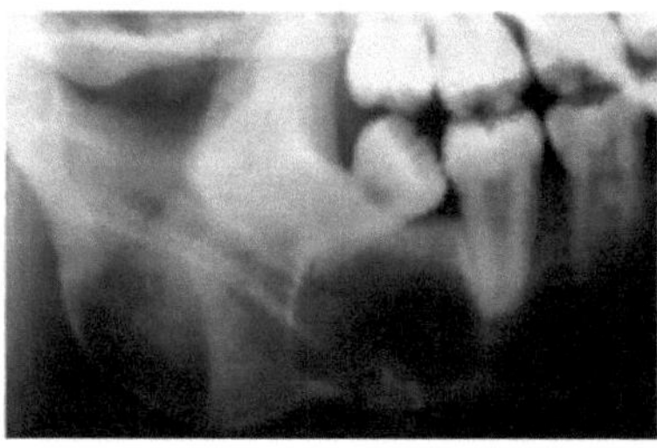

Um pequeno queratocisto odontogénico que mostra uma radiolucência bem demarcada com uma

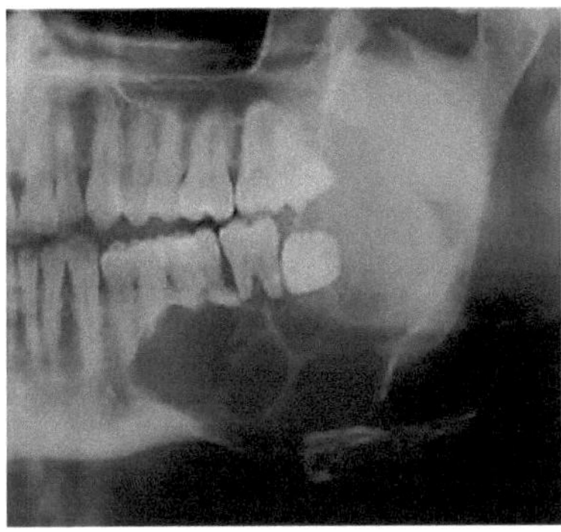

Um grande queratocisto no ângulo e no ramo da mandíbula. Este quisto é verdadeiramente multilocular

**Histopatologia**

Histologicamente, a lesão é revestida por uma espessura uniforme de epitélio com cerca de 6-8 células, com uma camada de células basais hipercromáticas colunares ou cuboidais em paliçada e uma superfície paraqueratinizada ondulada. O revestimento epitelial tem tendência a separar-se do tecido conjuntivo. Podem ser observadas figuras mitóticas dispersas no revestimento epitelial. O KCOT/OKC pode apresentar brotamento basilar, quistos satélites e ilhas epiteliais no estroma colagénico, o que aumenta o risco de recorrência da lesão, bem como a síndrome do nevo basocelular (BCNS). A inflamação intensa pode obscurecer as caraterísticas histológicas clássicas.[9]

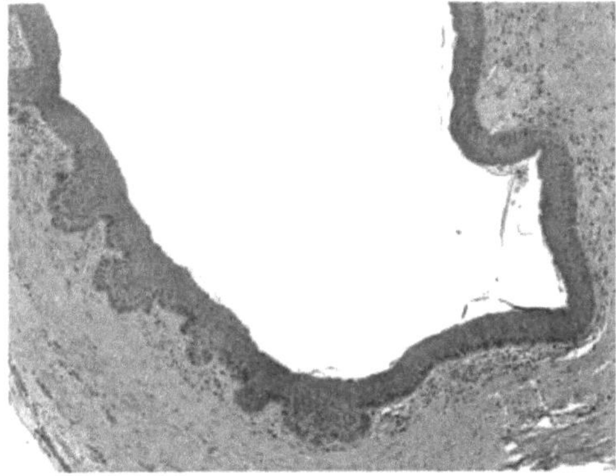

**Associação com a síndrome do carcinoma basocelular nevóide**

A presença de OKC pode indicar uma doença sistémica denominada síndrome nevóide de células basais ou síndrome de Gorlin-Gotz. As manifestações clínicas mais comuns da síndrome incluem queratocistos odontogénicos, carcinomas basocelulares, pitting nas palmas das mãos ou plantas dos pés e calcificação da falx cerebri. Os queratocistos odontogénicos são frequentemente a primeira manifestação da síndrome, com 75% ou mais dos doentes a apresentarem o seu primeiro quisto antes dos 20 anos de idade. No entanto, na totalidade dos queratocistos odontogénicos, apenas cerca de 6% ou menos estão associados à SNCC.

Caraterísticas sugestivas de um diagnóstico de Síndrome do Carcinoma Basocelular Naevoide (NBCCS) que justificam investigações clínicas adicionais ou um acompanhamento cuidadoso

1. Um diagnóstico de queratocisto odontogénico (mesmo solitário) num paciente com menos de 20 anos de idade
2. Queratocistos múltiplos, especialmente envolvendo múltiplos quadrantes
3. Lesões no maxilar posterior, especialmente em pessoas mais jovens
4. Quistos satélites proeminentes, ilhas epiteliais ou restos odontogénicos
5. Numerosos quistos satélites, muitas vezes em grupos de tamanho variado
6. Elevado número de figuras mitóticas, especialmente nas camadas suprabasais[10]

**Associada à síndrome de Simpson-Golabi Behmel (atraso mental com crescimento excessivo)**

Krimmer M, Reinerts S, relataram um menino de 10 anos de idade com síndrome de crescimento excessivo com atraso mental. A criança apresentava as caraterísticas clínicas de sobrecrescimento pós-natal, atraso mental e aparência facial caraterística com múltiplos quistos mandibulares e maxilares. O OKC é a caraterística típica desta síndrome.

**Queratocisto odontogénico: Apresentação clínica e radiologia** **Apresentação clínica**

- Mais de 50% apresentam inchaço, com ou sem dor
- Até cerca de 20% apresentam-se como um achado acidental inesperado em radiografias
- 10-15% podem estar infectados ou ter um corrimento
- O envolvimento dos nervos (dormência ou parestesia) é raro (<2%)
- As lesões periféricas são raras, mas não se distinguem de um quisto gengival.

**Radiologia**

- Uma caraterística é a extensão mesio-distal acentuada com uma expansão buco-lingual mínima
- Cerca de 75% são bem demarcados e uniloculares
- 40-50% são uniloculares, mas com um contorno recortado ou lobulado
- A maioria das lesões (mais de 90%) tem uma margem corticada
- Apenas cerca de 10% são verdadeiramente multiloculares
- As lesões multiloculares ou multilobulares são mais frequentemente observadas no ângulo da mandíbula
- As lesões maiores são mais frequentemente multilobulares ou multiloculares
- Até 50% estão associados a um dente perdido ou impactado
- Cerca de 30% podem estar numa relação dentígera com um dente não irrompido.

História

- Revestido por um epitélio escamoso estratificado fino e regular, com 5-8 camadas de células de espessura
- Sempre paraqueratinizados
- 90% apresentam uma superfície ondulada
- Camada basal bem definida e paliçada de células cubóides ou colunares
- Áreas focais de inversão da polaridade nuclear
- O forro é irregular e dobrado, com curvas caraterísticas em "gancho de cabelo
- Até 25% apresentam quistos satélite na parede
- Até 25% apresentam ilhas epiteliais sólidas ou restos odontogénicos na parede
- Até 20% apresentam brotamento das camadas basais epiteliais
- Podem ser observadas pequenas áreas focais de ortoqueratina
- Mais de 60% podem estar inflamados
- As áreas focais de inflamação que se projetam para o lúmen são caraterísticas

- Em áreas de inflamação, o revestimento é perdido ou pode ser um simples epitélio não queratinizado

**Tratamento**

Quando se suspeita de CCO após um exame clínico e radiográfico, é normalmente efectuada uma biopsia pré-operatória. Em alguns casos de lesões mais pequenas, em que não foi efectuada uma biópsia pré-operatória durante a cirurgia, no entanto, se for observada evidência clínica grosseira de queratina, a lesão é tratada como se fosse um CCO, ou seja, por enucleação em conjugação com tratamento adjuvante. Em geral, a modalidade de tratamento do CCO é a enucleação, a enucleação com solução de Cornoy, a osteoctomia periférica, a osteoctomia periférica com solução de Conroy e a ressecção em bloco.

Os queratocistos têm uma tendência especial para recidivar após o tratamento cirúrgico. ***Pindborg e Hansen (1963)*** foram os primeiros a chamar a atenção para esta agressividade peculiar

comportamento.[4]

**Diagnóstico diferencial: -**

O OKC é uma possibilidade de diagnóstico para todas as radiolucências uniloculares e multiloculares do osso alveolar da mandíbula e da maxila.

-Cisto dentígero,

-Ameloblastoma,

-Cisto odontogénico calcificante,

-Cisto odontogénico adenomatóide e

-Fibroma meloblástico

-Os queratocistos odontogénicos laterais devem ser diferenciados por biópsia do

Cisto periodontal lateral, cisto primordial e cisto residual.[10]

O quisto gengival dos bebés é definido como um quisto odontogénico encontrado na mucosa alveolar edêntula dos recém-nascidos. (***Vargas e Gomez 2022***). Outros nomes para esta lesão incluem *cisto da lâmina dentária, cisto alveolar* e *nódulos de Bohn*. Postula-se que eles se originam da lâmina dentária.[4]

**Frequência**

Estudos sobre lesões orais em recém-nascidos sugerem que estas são muito comuns e devem provavelmente ser consideradas como uma ocorrência normal e não como uma alteração patológica. Os cistos gengivais são frequentemente observados em recém-nascidos (13,8%), sem predileção por sexo. ***Zen et al. (2019)*** encontraram uma prevalência geral de 60,3%, mas também mostraram que os quistos eram significativamente mais comuns em bebés de termo do que em bebés pré-termo (nascidos com menos de 36 semanas). A maioria é, portanto, observada nas primeiras semanas de vida e é rara após os 3 meses.[11]

**Sítio**

Mais de 85% dos quistos gengivais são encontrados na maxila, e normalmente na face vestibular ou labial, com uma ligeira maioria nas regiões posteriores. Os quistos são designados de acordo com o local onde são observados - os nódulos de Bohn ao longo da junção do palato duro e mole e o quisto da lâmina dentária ao longo da crista do alvéolo.

**Apresentação clínica**

As lesões apresentam-se como pequenos nódulos brancos ou de cor creme, com 1 a 3 mm de diâmetro. Aparentemente não apresentam sintomas e desaparecem por si só, normalmente antes dos 3 meses de idade. São normalmente múltiplos, com até 12 lesões observadas em grupos e em mais do que um local. Quando encontrados na crista da crista, assemelham-se a dentes natais, mas os nódulos não são tão duros e podem ser móveis.[4]

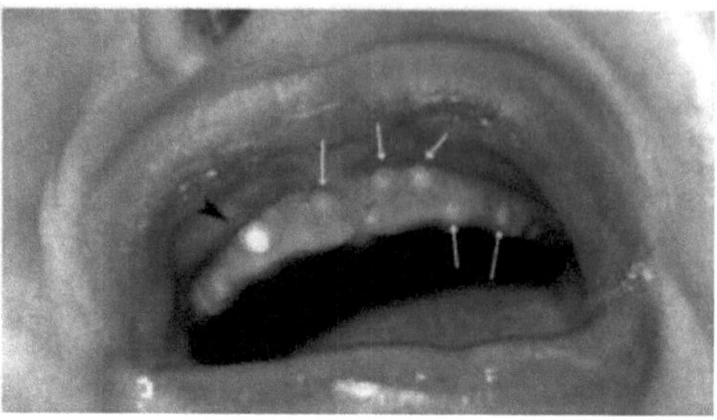

Quistos gengivais num lactente. Lesões múltiplas na face vestibular do alvéolo de um neonato.

**Histopatologia**

Os quistos são redondos ou ovóides e podem ter um contorno liso ou ondulado em secções histológicas. Existe um revestimento fino de epitélio escamoso estratificado com uma superfície paraqueratótica e a queratina preenche a cavidade do quisto, normalmente em laminações concêntricas contendo núcleos celulares achatados (Moskow e Bloom, 1983). As células basais são planas. Fendas revestidas de epitélio podem se desenvolver entre o cisto e o epitélio oral superficial. Como resultado da pressão exercida pelo quisto, o epitélio oral pode ficar atrófico. [10]

**Tratamento**

Não há indicação para qualquer tratamento de quistos gengivais em bebés. Quando o seu conteúdo é expelido, atrofiam e desaparecem. Foi sugerido que a massagem ou os "anéis de dentição" podem ajudar a resolvê-los, mas isso geralmente não é necessário.[4]

## PÉROLAS DE EPSTEIN - QUISTOS PALATINOS MÉDIOS

Pérolas de Epstein é o termo amplamente aceite para os pequenos quistos que surgem no centro do palato em recém-nascidos. Surgem de inclusões epiteliais na mucosa ao longo da rafe palatina - a linha de fusão do epitélio das prateleiras palatinas ao longo da linha média do palato.[11]

**Caraterísticas clínicas**

Numerosos estudos referem que mais de 80% dos recém-nascidos têm pequenos nódulos, ou quistos, na mucosa oral, sendo as pérolas de Epstein a anomalia mais frequentemente encontrada. As lesões são encontradas em recém-nascidos sem predileção por sexo e raramente são encontradas após os 3 meses de idade (***Moosavi e Hosseini 2006; Monteagudo et al. 2012; Perez-Aguirre et al. 2018; Zen et al. 2019***).

Os quistos da rafe do palato médio encontram-se ao longo da linha média do palato duro, frequentemente em direção à parte posterior, mas não envolvem o palato mole. São pequenos nódulos brancos ou amarelados, normalmente com menos de 3 mm de diâmetro e, tal como o seu nome indica, assemelham-se a pequenas pérolas. Surgem frequentemente em grupos de duas a cinco lesões.[4]

Histologicamente, os cistos apresentam um revestimento fino de epitélio escamoso estratificado e uma superfície para- ou ortoqueratinizada, e a queratina preenche a cavidade do cisto, geralmente em laminações concêntricas contendo núcleos celulares achatados (***Burke et al. 1966; Moreillon e Schroeder 1982***). As células basais são planas, ao contrário das do queratocisto.[10]

**Tratamento**

Não há indicação para tratamento

A designação de quisto periodontal lateral está confinada aos quistos que ocorrem na posição periodontal lateral e nos quais uma etiologia inflamatória e um diagnóstico de queratocistos colaterais foram excluídos por motivos clínicos e histológicos. ***(Shear e Pindborg 1975***). Trata-se de um caso extremamente raro na população pediátrica, com apenas alguns casos documentados na literatura.[7]

**Caraterísticas clínicas**

A localização frequente dos cistos periodontais laterais relatados na literatura é a área dos pré-molares inferiores, seguida pela região anterior da maxila.

O quisto periodontal lateral pode não apresentar sintomas e é descoberto fortuitamente durante o exame radiológico de rotina dos dentes. Por vezes, pode ocorrer uma tumefação gengival no aspeto facial e é este tipo de caso que deve ser diferenciado do quisto gengival, particularmente porque algumas lesões são descritas como tumefacções azuis e flutuantes. Em alguns casos, a dor é um sintoma, e a sensibilidade à palpação. Um caso (**Cohen et al 1984**) produziu um inchaço de 3 cm de diâmetro que foi descrito como elástico com crepitação de casca de ovo, enquanto outro foi descrito como tendo uma sensação gelatinosa. Os dentes associados serão vitais, a menos que tenham sido afectados de outra forma. As radiografias do quisto periodontal lateral mostram uma área radiolúcida redonda ou oval bem circunscrita, normalmente com uma margem esclerótica. A reabsorção do dente adjacente não foi relatada, a maioria deles tem menos de 3 cm de diâmetro, exceto a variedade botrioide, que pode ser maior e multilocular.[4] O espaço do ligamento periodontal não está aumentado e é raro que estes quistos cresçam mais de 1 cm de diâmetro.

Histologicamente, o quisto periodontal lateral é revestido por uma camada fina, não queratinizante, de epitélio escamoso ou cuboidal, geralmente com uma a cinco camadas de células de largura, que se assemelha ao epitélio reduzido do esmalte. As células epiteliais estão por vezes separadas por fluido intercelular.

Os seus núcleos são pequenos e picnóticos.[7] ***Wysocki et al.*** também descreveram a presença ocasional de células claras conspícuas, por vezes numerosas, ricas em glicogénio, nos revestimentos epiteliais.

**Tratamento**

Desde que a lesão seja unilocular ao exame radiológico, o cisto periodontal lateral é tratado por enucleação cirúrgica, tentando-se evitar a escarificação do dente associado, mas isso nem sempre é possível. A literatura ainda não esclarece se o cisto periodontal lateral multicístico encapsulado tem a mesma tendência de recidiva após uma simples enucleação.

Trata-se de um cisto não odontogénico, também chamado de cisto do canal incisivo ou cisto palatino mediano, quando localizado mais posteriormente no palato. A associação com o ducto nasopalatino levou as classificações da Organização Mundial de Saúde (OMS) a adoptarem o termo cisto do ducto nasopalatino (***Pindborg e Kramer 1971; Kramer et al. 1992; El-Naggar et al. 2017;*** OMS ***2022***). Pensa-se que o cisto surge de restos epiteliais do ducto nasopalatino que se encontram no canal incisivo (***Rich e Neville 2022***). . O canal nasopalatino forma-se secundariamente à fusão dos processos palatinos esquerdo e direito com a pré-maxila. A saída anatómica do canal situa-se ligeiramente posterior à papila incisiva. O ducto nasopalatino tipicamente degenera em humanos, mas remanescentes epiteliais permanecem, com o potencial de aumento cístico. A causa mais provável deste quisto é a persistência dos restos epiteliais após a degeneração do ducto. No entanto, o estímulo exato para a formação cística não é claro.

**Caraterísticas clínicas**

Este é o quisto não odontogénico mais comum da cavidade oral, ocorrendo em 2,2% a 11,6% da população, ou seja, 1 em cada 100 pessoas. Representa cerca de 4% dos quistos dos maxilares. Os casos em crianças e adolescentes são raros. Quase sem exceção, os estudos demonstraram uma predileção pelo sexo masculino, com cerca de 65% das lesões a serem encontradas em homens[12]

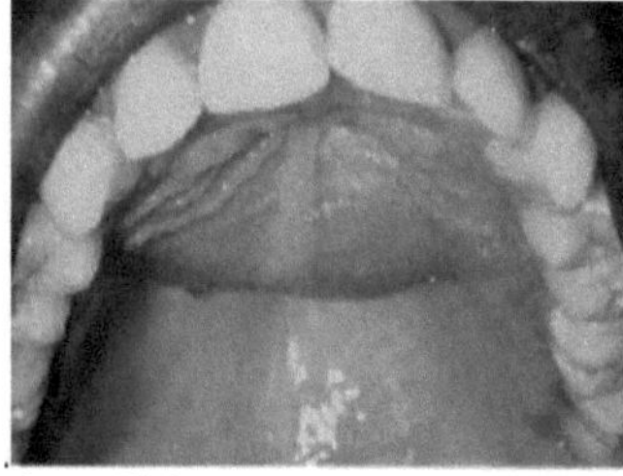

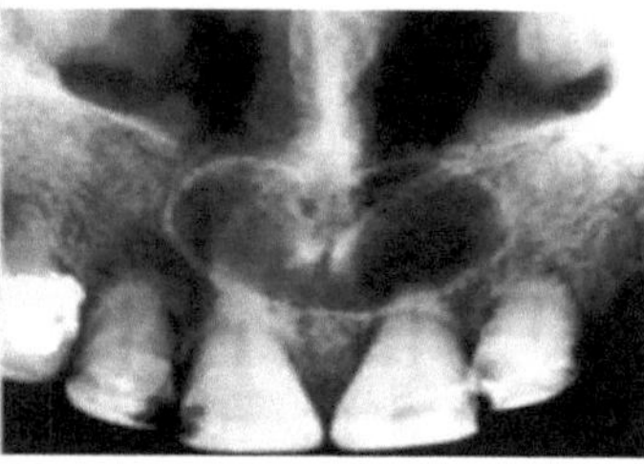

**Caraterísticas clínicas**

- Apresenta-se como um inchaço na região anterior do palato.
- Comummente observada entre os ápices dos incisivos centrais.
- Não cresce para além de 1,5 mm a 2 mm.
- Provoca a deslocação dos dentes.
- O doente tem um corrimento salgado.[4]

**ACHADOS RADIOLÓGICOS:**

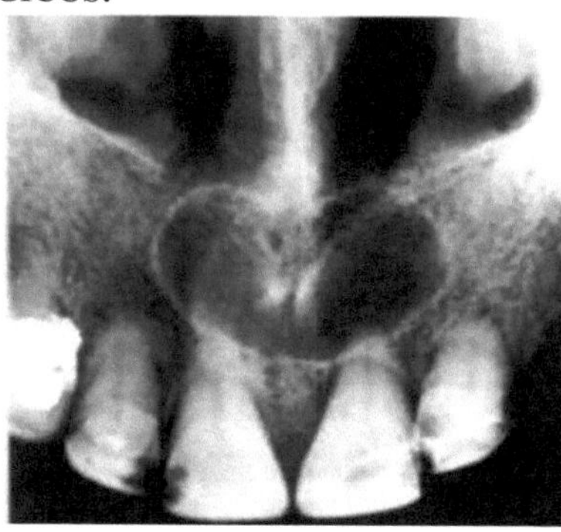

- Radiolucência bem circunscrita na linha média ou próximo da linha média do maxilar anterior.
- Radioluscência clássica em forma de coração.[12]

**Tratamento**

Recomenda-se a enucleação cirúrgica e a biopsia porque a lesão não é diagnosticada radiograficamente

As lesões benignas e malignas são conhecidas por simularem o quisto do ducto nasopalatino.

Os pseudoquistos são lesões dos maxilares que se apresentam clínica ou radiologicamente como lesões quísticas, mas são cavidades ósseas vazias ou cheias de líquido sem revestimento epitelial. Estes pseudocistos são raros nos maxilares, mas são importantes no diagnóstico diferencial das lesões císticas. Os mais frequentemente encontrados são o quisto ósseo simples e a cavidade óssea de Stafne.

## QUISTO ÓSSEO SIMPLES

Os cistos ósseos simples são cavidades intra-ósseas cheias de líquido ou vazias, encontradas mais comumente na região metafisária proximal dos ossos longos em crianças e adolescentes. Lesões semelhantes são encontradas na mandíbula e muito raramente na maxila. O primeiro relato de uma lesão na mandíbula é atribuído a ***C.D. Lucas.***

### Frequência

Os quistos ósseos simples representam cerca de 3% das lesões ósseas e são mais comuns em crianças e adolescentes. As lesões dos maxilares são raras e representam menos de 5% de todas as lesões do esqueleto e cerca de 1% de todos os quistos dos maxilares. A maioria dos quistos ósseos simples encontra-se abaixo dos 20 anos de idade, com igual distribuição por sexo ou ligeira predileção pelo sexo feminino.

### Apresentação clínica

A maioria dos quistos ósseos simples é encontrada incidentalmente quando um doente é submetido a um exame radiológico para outro fim. Em quase todos os relatos, os únicos sintomas clínicos são queixas de inchaço associadas a dor ou sensibilidade. Embora os cistos ósseos simples frequentemente envolvam os dentes, os dentes são considerados vitais em cerca de 95% dos casos (***Chrcanovic e Gomez 2019c; Lima et al. 2020***).[4]

A maioria das lesões (85-90%) é unilocular (***Velez et al. 2010; Chrcanovic e Gomez 2019c; Roma et al. 2021***), mas uma margem recortada é comum e é considerada uma caraterística. Na maioria dos casos, a lâmina dura e o espaço periodontal estão intactos e normais, mas as lesões recortadas podem abraçar os dentes e a lâmina dura pode ser perdida. Outro aspeto radiológico caraterístico que é quase diagnóstico do quisto ósseo simples é a presença de uma margem em forma de cone.[13]

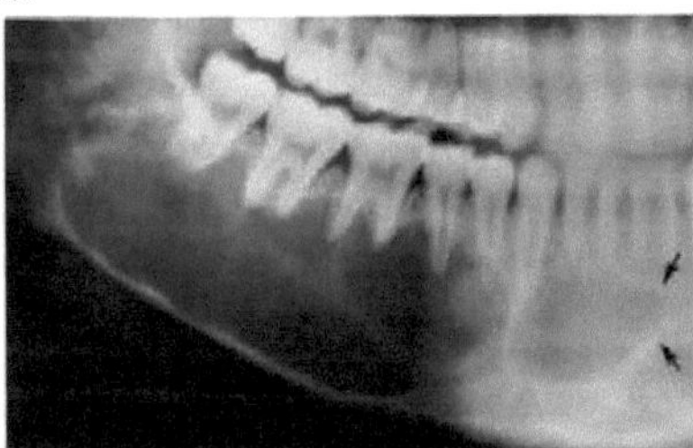

O quisto ósseo simples mostra uma cavidade quística que envolve uma área extensa no corpo direito da mandíbula, com uma margem bem definida, recortes inter-radiculares e as raízes dos dentes parecem estar "penduradas" na cavidade quística. A margem anterior do quisto tem a forma de um cone (setas).

O quisto ósseo simples tem 3 variantes clinicopatológicas, como se segue:

**Quistos solitários**

- Representam mais de 90% de todos os quistos ósseos simples
- Idade média de cerca de 20 anos
- Os homens e as mulheres são igualmente afectados
- Mais de 98% encontram-se na mandíbula

**Quistos múltiplos**

- Representam 5% ou menos de todos os quistos ósseos simples

- Geralmente apenas duas lesões e pode ser bilateral
- Idade média de cerca de 27 anos
- 70% são encontrados em mulheres
- Mais de 90% encontram-se na mandíbula

**Cistos associados à displasia cimento-óssea florida**

- Frequência incerta, mas provavelmente inferior a 5% do total
- Podem ser lesões múltiplas
- Idade média de cerca de 45 anos
- Mais de 90% são encontrados em mulheres
- A grande maioria registada em mulheres negras
- Geralmente na mandíbula, mas envolve mais do que um quadrante
- Os quistos estão vazios ou contêm líquido, mas frequentemente contêm mineralização focal
- Os quistos podem representar alterações degenerativas secundárias

**Tratamento**

A exploração cirúrgica é necessária para o ((diagnóstico)) e constitui normalmente o tratamento. Uma curetagem suave estimula a hemorragia, o que resulta numa rápida obliteração do defeito e numa eventual cicatrização através da formação de novo osso.[4]

## CICLO DE STAFNE

A cavidade óssea de Stafne não é um quisto, mas aparece como uma lesão quística intra-óssea numa radiografia simples. Não pode ser realmente chamada de pseudocisto, porque a aparência cística é essencialmente uma ilusão causada por uma anomalia anatómica que produz uma indentação do aspeto lingual da mandíbula. A condição foi descrita pela primeira vez em 1942 por Stafne, que relatou 35 cavidades ósseas no ângulo da mandíbula. As cavidades são encontradas em adultos com uma média de idades entre os 50 e os 60 anos, nunca foram registados casos num indivíduo com menos de 11 anos de idade e apenas cerca de 2% foram encontrados em pessoas com menos de 20 anos.

As cavidades ósseas de Stafne não apresentam sintomas e não causam inchaços, e os doentes nunca apresentam queixas clínicas. Nas radiografias simples, as cavidades aparecem como uma radiolucência quística redonda ou oval bem demarcada, muitas vezes com um aspeto caraterístico de "perfuração". No exame macroscópico durante a exploração cirúrgica, as cavidades contêm tecido mole ou podem parecer vazias se o conteúdo for deslocado por instrumentação.

O tratamento mais adequado da cavidade óssea de Stafne consiste em estabelecer um diagnóstico correto, após o qual não é necessário qualquer tratamento adicional.[4]

Trata-se de uma lesão hemorrágica pouco comum dos maxilares, que ocorre principalmente em crianças. Apenas cerca de 1,5% surgem nos ossos maxilares. Na classificação de tumores de cabeça e pescoço da OMS, o cisto ósseo aneurismático é definido como uma neoplasia osteolítica cística ou multicística associada a espaços cheios de sangue revestidos por septos fibrosos que contêm células gigantes do tipo osteoclastos (***Naggar et al. 2017; OMS 2022; Jordan e Koutlas 2022).***

**Caraterísticas clínicas**

É mais frequente na região posterior da mandíbula. É mais comum em pacientes com menos de 30 anos, mas pode ocorrer em qualquer idade. Apesar de não existirem dados epidemiológicos, a maioria dos estudos não encontra predileção pelo género. Encontra-se

mais frequentemente na mandíbula do que na maxila, sendo as regiões posteriores, em particular o ramo e o corpo posterior, responsáveis por 51,7% das lesões. [12]
Estão bem documentados relatos de ABC nos ossos zigoma, esfenoide, etmoide, temporal e occipital. Geralmente, o ABC apresenta-se como uma tumefação indolor. As lesões produzem inchaços firmes e os doentes podem apresentar uma história de aumento rápido. A aspiração pode produzir sangue. Os dentes permanecem vitais, embora se possa observar deslocação, afrouxamento e reabsorção dos dentes, tendo sido relatada dor, geralmente quando a lesão cresce rapidamente. Ocasionalmente, os pacientes podem relatar parestesia ou má oclusão.

**Caraterísticas radiológicas**:

- As lesões são normalmente uniloculares e podem dar um aspeto multilocular também descrito como (aspeto em favo de mel ou em bolha de sabão).
- Geralmente mostram uma camada subperiosteal de osso novo.
- Os dentes podem ser deslocados e foi descrita a reabsorção radicular.
- Bordos irregulares e expansivos que podem variar de aspeto.
- Podem ser de natureza unilocular ou multilocular, com ou sem bordos bem definidos.
- Podem ser observadas reabsorção radicular e perfuração da placa cortical. Quando se apresentam como uma lesão multilocular, como no caso da GCCG, estas lesões são frequentemente descritas como tendo um aspeto de "bolha de sabão".
- Na RM, as imagens ponderadas em T2 têm uma intensidade de sinal elevada e revelam níveis de líquido-fluido causados pela sedimentação das células sanguíneas.

**Tratamento**

Observação e acompanhamento a longo prazo, que pode levar a uma regressão espontânea e curetagem.[4]

**Cisto dermoide e cisto epidermoide**

- Pode ocorrer no pavimento da boca.
- Os quistos dermoides são revestidos por epiderme e os apêndices cutâneos estão presentes na parede fibrosa
- Os quistos epidermóides são revestidos por epiderme, mas não contêm apêndices.

**Caraterísticas clínicas**

- Pode estar presente à nascença, mas também pode ser observada em doentes idosos.
- A maioria dos casos: 15-35 anos
- Sexo: Ligeira predominância masculina
- Local: Mais comum na linha média do pavimento da boca, seguida da língua

Os quistos dermoides também ocorrem na face. A área orbital e periorbital é a mais frequentemente afetada.

- O inchaço intra-oral eleva a língua
- Resulta em dificuldade para falar, comer, respirar ou fechar a boca.
- O inchaço no pescoço dá ao doente um aspeto de "queixo duplo".
- Inchaço pastoso ou flutuante.
- O quisto tende a ser pequeno na infância e a aumentar durante a adolescência. [11]

**Patogénese**

- Seward (1965) sugeriu que o local mais provável para a sua origem é anteriormente entre as contribuições dos arcos mandibulares para a língua.
- O problema de postular uma origem a partir das contribuições dos arcos mandibulares para a língua ou da primeira bolsa faríngea é que isso implica uma derivação endodérmica.
- O quisto epidermoide queratinizante de implantação pode ocorrer noutras partes da boca

como

resultado de um traumatismo.

- Estes quistos são de tamanho limitado e mantêm-se pequenos ao longo dos anos.

**Tratamento**

- A excisão cirúrgica é o tratamento de eleição.

**Cisto do ducto tireoglosso**

O lobo mediano da glândula tiroide desenvolve-se por volta da quarta semana de vida da UI a partir do local na base da língua que é reconhecido mais tarde como forame cecum. Um talo epitelial oco, conhecido como cisto do ducto tireoglosso, estende-se caudalmente e passa ventralmente ao osso hioide até ao aspeto ventral da cartilagem tiroide, onde se junta aos lobos laterais em desenvolvimento. O ducto tireoglosso desintegra-se por volta da décima semana, mas podem formar-se quistos a partir dos resíduos do ducto em qualquer ponto ao longo da sua linha de descida.[9]

**Etiologia**

Foi sugerido como condições inflamatórias que levam à hiperplasia reactiva do tecido linfoide adjacente aos restos do trato tiroglossal e podem estimular os próprios restos epiteliais.

**Caraterísticas clínicas**

Localizam-se mais frequentemente na área do osso hioide e, quando ocorrem na boca, fazem-no no pavimento ou no forame cecum. Os quistos situam-se geralmente na linha média e produzem tumefacções moles, móveis, por vezes flutuantes, por vezes sensíveis. Por vezes, podem estar localizados lateralmente. Normalmente, elevam-se quando o doente engole ou projecta a língua. Se estiverem localizados no alto do trato, podem causar disfonia ou dispneia.

**Tratamento**

- A excisão cirúrgica é normalmente aconselhada para o tratamento dos quistos do ducto tiroglosso.
- A operação de Sistrunk envolve a remoção de 1 cm de tecido em bloco que envolve o canal e uma porção de 1-2 cm da parte central do osso hioide.[9]

**Higroma cístico**

- Anomalia do desenvolvimento em que se verifica uma dilatação progressiva dos canais linfáticos.
- Afecta sobretudo o rosto e o pescoço.
- Geralmente presente à nascença e, na maioria dos casos, diagnosticada antes dos 2 anos de idade.
- Inchaço indolor e compressível.
- A pele sobrejacente pode ser azulada e transiluminada.
- O tratamento é a remoção cirúrgica.

**Quistos nasofaríngeos**

- Lesão rara.
- Pode ser congénita/adquirida, na linha média e lateral.
- Os quistos de retenção são os mais frequentes entre os quistos da linha média e são geralmente atribuídos à coalescência do recesso mediano da amígdala faríngea.
- Os quistos congénitos da linha média podem surgir da bursa faríngea ou da bolsa de Rathke. Os cistos nasofaríngeos laterais são geralmente de origem linfoepitelial.

## 5 Tumores em Odontopediatria

Os tumores orais são um dos tumores importantes que podem estar associados a problemas graves em bebés e crianças. Existem vários tumores e crescimentos semelhantes a tumores da cavidade oral que têm uma predileção especial pelos primeiros anos de vida. Estas lesões envolvem os tecidos moles da boca, a língua, os maxilares e as glândulas salivares maiores e menores. Não há relatos na literatura sobre a incidência, o tipo ou a distribuição dos tumores orais em crianças. Os tumores orais em crianças constituem cerca de 3 por cento de todos os tumores ou crescimentos semelhantes a tumores que ocorrem na cavidade oral, nos maxilares e nas glândulas salivares em qualquer idade. A incidência relativa é ligeiramente mais elevada nos primeiros 4 anos do que nos anos seguintes e as lesões dividem-se igualmente entre os sexos.

Vários factores, incluindo factores ambientais (por exemplo, vírus, sífilis, Candida, tabaco, álcool e factores nutricionais), genéticos (por exemplo, genes supressores de tumores, oncogenes e instabilidade genómica) e epigenéticos (por exemplo, microRNAs, metilação do ADN e modificações das histonas) podem estar envolvidos na iniciação e progressão de tumores orais, o que pode levar ao aparecimento de vários tipos de cancro (***Mendes, 2012; Ram et al., 2011***). A identificação de vários factores de risco envolvidos na patogénese do cancro oral em bebés e adultos pode fornecer novos conhecimentos sobre as vias biológicas presentes nos tumores orais. Poderia também contribuir para um melhor diagnóstico e tratamento dos tumores orais em fases iniciais (***Keshavarzi et al., 2017a***).[14]

Durante o período da dentição mista, as crianças podem referir-se com queixas de inchaço na área maxilofacial, que pode ou não estar associado a dor. Estas incluem sobretudo patologias dos tecidos duros e moles. Na maioria dos casos, os tumores da cabeça e do pescoço são observados por médicos de clínica geral ou pediatras, com subsequentes atrasos na investigação e no diagnóstico. Devido à anatomia complexa, as neoplasias da cabeça e do pescoço durante a infância representam um desafio difícil na prática clínica.[3]

O ameloblastoma é o tumor benigno agressivo mais comum da mandíbula e da maxila. No entanto, a sua ocorrência na população pediátrica é rara. A maioria das séries de casos e revisões retrospectivas em várias instituições relatam que 10% a 15% dos casos se apresentam no grupo etário pediátrico.[15]

**Epidemologia**

A idade média dos pacientes com ameloblastoma é de aproximadamente 36 anos, sendo que mais de 80% das lesões ocorrem na mandíbula e mais de 70% ocorrem na região molar-ramo. Em 1977 foi descrito o ameloblastoma unicístico e nos 20 pacientes estudados, a média de idade foi de 21 anos, sendo que metade dos pacientes tinha menos de 20 anos.[16]

**Sítio**

Quase todos ocorrem no corpo e no ângulo da mandíbula. A localização na maxila é muito rara na população pediátrica; há relatos de casos únicos na literatura.[15]

**Apresentação clínica**

Trata-se de uma lesão geralmente assintomática, cuja apresentação inicial pode ser um inchaço facial. Pode apresentar-se com sintomas de dor e, ocasionalmente, com dormência labial/facial. Os ameloblastomas são classificados em 3 subtipos histológicos principais: sólido ou multicístico, unicístico e periférico. Ao contrário dos ameloblastomas de adultos, a população pediátrica tem uma maior percentagem de ameloblastomas unicísticos. A maioria envolve dentes não irrompidos, porque se pensa que as lesões são produzidas de novo por transformação neoplásica do revestimento não neoplásico do cisto.

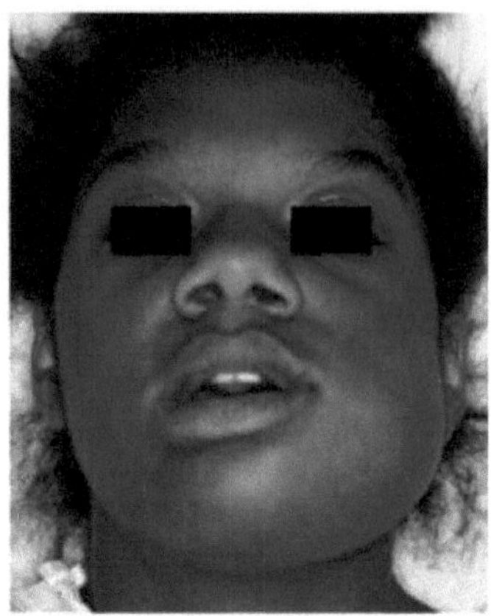

Uma criança de 14 anos de idade apresentava um inchaço facial, tendo-lhe sido diagnosticado um ameloblastoma unicístico.

O ameloblastoma pode ser descoberto numa avaliação radiográfica de rotina ou pode apresentar caraterísticas como expansão óssea, mobilidade ou divergência dos dentes. Radiograficamente, os ameloblastomas podem apresentar-se como lesões radiolúcidas uniloculares ou multiloculares, com ou sem expansão óssea. Os espaços de aparência cística podem ser compartimentados por septos ósseos separados e distintos.

O ameloblastoma unicístico imita um quisto dentígero clínica e radiograficamente.[16]

**Histopatologia**

Histologicamente, distinguem-se pela sua semelhança com o órgão do esmalte. São frequentemente caracterizados por ilhas discretas de epitélio odontogénico neoplásico com uma camada periférica de células epiteliais colunares a cuboidais, de aspeto paliçado, com polarização dos núcleos afastados da membrana basal. As porções centrais destas ilhas de epitélio odontogénico neoplásico são compostas por células que se assemelham ao retículo estrelado. Em algumas lesões, essas áreas centrais podem assumir uma aparência acantomatosa ou granular. O padrão plexiforme é o mais freqüentemente encontrado na faixa etária pediátrica, com arranjo das células tumorais como uma rede de cadeias de células interconectadas[8] ***.Ackerman e colaboradores*** descreveram 3 subtipos histológicos para o ameloblastoma unicístico. Os tipos 1 e 2 apresentam epitélio sem invasão na parede fibrosa do cisto. O tipo 3 invade a parede do quisto num padrão folicular ou plexiforme, tendo assim a capacidade de invadir o osso adjacente. O tipo 3 deve ser considerado uma lesão tão agressiva como o ameloblastoma convencional.

**Tratamento**

A maioria dos ameloblastomas pediátricos parece ser um cisto dentígero ao exame clínico e radiográfico e, por isso, a enucleação simples é frequentemente o tratamento recomendado e realizado. No entanto, o tratamento definitivo é a remoção cirúrgica, cujo método varia de acordo com a localização e a extensão clínica e radiográfica da lesão.[16]

O tumor odontogénico adenomatóide (TOA) é um tumor epitelial benigno, provavelmente hamartomatoso, que ocorre em duas formas intra-ósseas (folicular e extrafolicular), bem como numa variante periférica. Também tem sido conhecido como adenoameloblastoma, o que é enganador porque se comporta clinicamente de uma forma distintamente diferente do ameloblastoma.[16]

**Epidemiologia**

Embora a literatura contenha numerosos relatos de casos, o tumor odontogénico adenomatóide (TOA) é geralmente um tumor pouco comum. Os AOTs ocorrem mais frequentemente na segunda década de vida. Quase 70% dos pacientes têm menos de 20 anos de idade, e mais de 50% dos casos ocorrem na adolescência. As mulheres são afectadas duas vezes mais do que os homens.[15]

**Sítio**

Observou-se que as lesões ocorrem quase duas vezes mais frequentemente na maxila do que na mandíbula, com uma notável predileção pela ocorrência nas regiões dos caninos e incisivos. Cinquenta e nove por cento estão associados a caninos impactados (40% envolvem o canino superior). Os primeiros e segundos molares não irrompidos raramente estão envolvidos

**Apresentação clínica**

A AOT é assintomática e constitui um achado radiográfico incidental. Ocasionalmente, pode apresentar-se com inchaço, aumento da mandíbula e perfuração das corticais ósseas anteriores do maxilar.

O achado radiográfico mais comum é o de uma lesão radiolúcida unilocular, que pode aparecer radiograficamente como um quisto dentígero ou como um quisto periodontal residual, radicular, globulomaxilar ou lateral, dependendo da sua localização. . Radiopacidades de tamanho e densidade variáveis estão frequentemente presentes. Por se tratar de lesões que ocupam espaço, pode ser observada divergência de raízes e deslocamento dos dentes.[17]

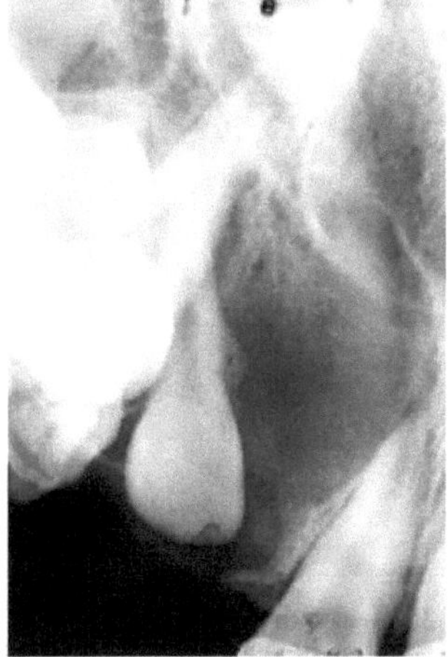

Tumor odontogénico adenomatóide numa rapariga de 12 anos de idade, apresentando-se como uma lesão radiolúcida expansiva no maxilar direito associada aos incisivos laterais

**Histopatologia**

Histologicamente, o TEA é composto por epitélio odontogénico neoplásico com um aspeto histológico distinto: uma proliferação encapsulada de filamentos em espiral de células epiteliais fusiformes ou poligonais, no interior das quais se encontram nódulos de estruturas semelhantes a ductos ou rosetas, compostas por uma fila de células epiteliais cuboidais a colunares definidas; estas podem estar vazias ou conter quantidades variáveis de um material eosinofílico amorfo, que pode tornar-se calcificado em algumas áreas.[8]

**Tratamento**

Os AOTs são tratados adequadamente com enucleação e curetagem. Não foram relatadas recorrências na literatura, mesmo com a remoção incompleta do tumor.

O tumor odontogénico epitelial calcificante (TCEO), também conhecido como tumor de Pindborg, foi descrito pela primeira vez em 1955 pelo patologista holandês ***Jens Jorgen Pindborg***. CEOT é a terminologia utilizada e adoptada pela OMS. ***Philipsen e Reichart*** analisaram 181 casos de TCEO da literatura, que revelou uma idade média de 36,9 anos. Menos de 15 casos foram registados entre os 0 e os 20 anos de idade.

**Apresentação clínica**

94% dos CEOTs são do tipo intraósseo, e 60% desse tipo envolve dentes não irrompidos. Os restantes ocorrem numa localização extra-óssea. O CEOT intraósseo apresenta-se como uma massa indolor e de crescimento lento, enquanto o CEOT extra-ósseo aparece como uma massa gengival firme e indolor. Epistaxe, congestão nasal e dores de cabeça são queixas comuns de pacientes com tumores que se apresentam na maxila.

Radiograficamente, observa-se uma lesão radiolúcida unilocular/multilocular com massas radiopacas no interior do tumor.

Foram registadas muitas variantes histológicas. Embora benigno, o TCEO com achados de células claras adjacentes e unidas às células epiteliais com desmossomas pode denotar uma forma mais agressiva de TCEO.

**Tratamento**

Este tumor tem a capacidade de recidivar se não for adequadamente removido, o que leva a recomendações para uma ressecção radical.

As corticais espessas da mandíbula permitem que a enucleação e a curetagem com ostectomia periférica sejam um tratamento aceitável de um CEOT mandibular.

Na maxila, os CEOTs não permanecem bem confinados e tendem a crescer rapidamente. O tratamento de escolha deve ser mais agressivo, e a ressecção cirúrgica pode ser justificada, seguida de um acompanhamento de cinco anos.[15]

A taxa de recorrência está documentada em cerca de 15%. Embora a lesão não tenha potencial maligno, as variantes de células claras têm uma maior agressividade biológica.

O tumor odontogénico escamoso, o fibroma odontogénico e o carcinoma de células escamosas podem assemelhar-se histologicamente ao TCEO.[17]

Os odontomas são tumores odontogénicos mistos em que os componentes epitelial e mesenquimal sofreram uma diferenciação funcional ao ponto de se formarem tanto o esmalte como a dentina.[16]

**Epidemiologia**

Os odontomas são considerados os tipos mais comuns de tumores odontogénicos na população pediátrica. Os odontomas são constituídos principalmente por esmalte e dentina e subdividem-se em dois tipos: compostos e complexos. Os odontomas compostos são compostos por colecções organizadas de pequenas estruturas semelhantes a dentes. Os odontomas complexos são compostos por conglomerados aleatórios de tecidos dentários.[15] A revisão dos casos indicou que os odontomas compostos têm uma propensão para a ocorrência na região dos caninos e incisivos, sendo encontrados mais frequentemente na maxila do que na mandíbula, enquanto os odontomas complexos mostram uma predileção pela ocorrência nos maxilares posteriores. Os odontomas compostos têm sido relatados como tendo uma idade média de ocorrência de 14,8 anos.

**Apresentação clínica**

Os odontomas são geralmente assintomáticos e podem ser a causa da não erupção ou impactação de dentes e da retenção de dentes decíduos. Os odontomas são mais frequentemente encontrados em exames radiográficos de rotina, apresentando-se como uma massa radiopaca irregular ou como pequenas estruturas semelhantes a dentes.[16]

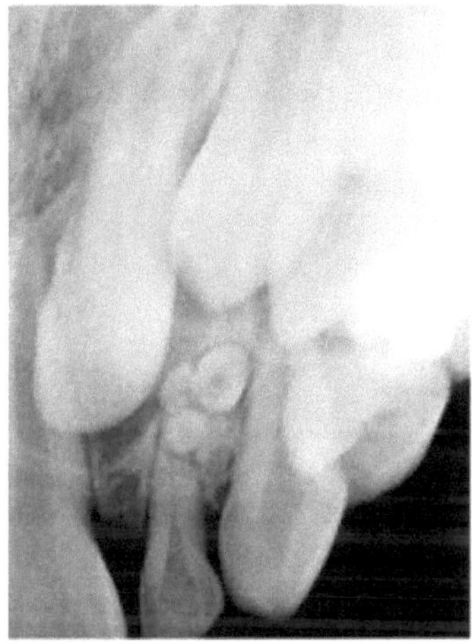

Odontoma composto complexo que atrasa a erupção do incisivo lateral

Histologicamente, o odontoma é composto por produtos dentários de origem ectomesenquimal, incluindo esmalte, matriz de esmalte, dentina, cemento e tecido pulpar. Em alguns casos, podem ser identificadas "células fantasma" epiteliais no interior do tumor.[17]

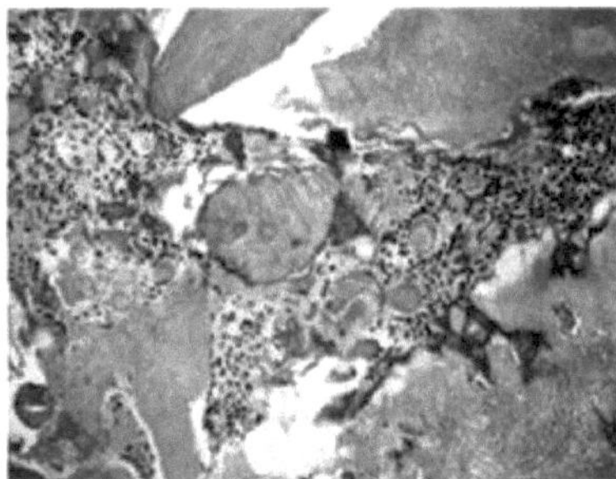

Complexodontoma com acumulação aleatória de dentina, esmalte pouco descalcificado e epitélio do esmalte reduzido.

Radiograficamente, o odontoma composto é uma estrutura calcificada que se assemelha a dentes, geralmente rodeada por uma zona radiolúcida estreita associada a dentes não irrompidos, enquanto o odontoma complexo é uma massa densa, amorfa e de forma irregular.[15]

O odontoma ameloblástico (odontoameloblastoma) é uma lesão rara que ocorre numa faixa etária semelhante à dos odontomas padrão, com a localização, o crescimento clinicamente agressivo e a taxa de recorrência observada nos ameloblastomas convencionais. Do ponto de vista do diagnóstico diferencial clínico e radiográfico, pode mimetizar um odontoma em desenvolvimento, mas a distinção entre os dois tem um significado clínico mínimo.[17]

**Tratamento**

O tratamento dos odontomas consiste na simples enucleação e curetagem A deteção precoce dos odontomas aumenta significativamente a preservação de um dente impactado associado, quando presente. Vários estudos demonstraram que a erupção espontânea de dentes impactados ocorre em 32% a 45% dos casos.[15]

Uma vez que os odontomas têm múltiplos componentes de tecidos duros e moles, é importante que sejam efectuadas radiografias durante o período de intervenção para garantir que todo o componente neoplásico foi removido. Na maioria dos casos, o defeito ósseo que se segue à cirurgia será preenchido no prazo de um ano.[17]

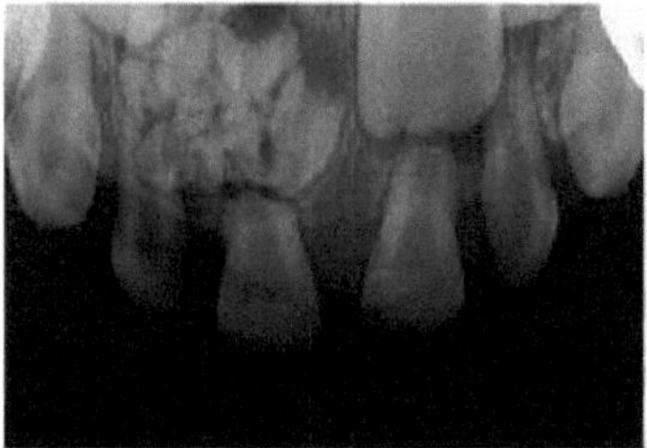

Odontoma composto

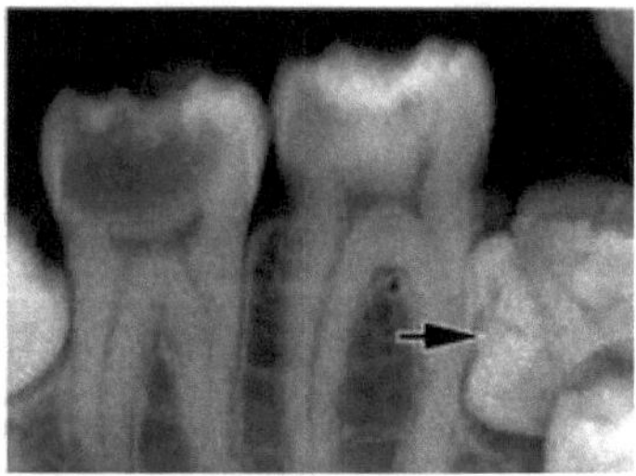

Odontoma complexo

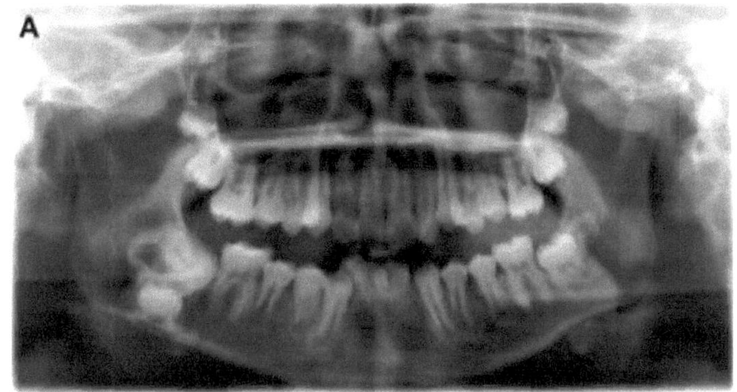


Um rapaz de 12 anos com um odontoma complexo na mandíbula posterior direita

O fibroma ameloblástico é uma verdadeira neoplasia mista de origem odontogénica caracterizada pela proliferação do epitélio odontogénico e do tecido mesenquimal sem a formação de esmalte ou dentina.

**Epidemiologia**

É mais frequente na população pediátrica e a idade média de ocorrência é de 15,9 anos, com um rácio entre homens e mulheres de 1,26:1. A faixa etária média é de 6 a 12 anos, e apenas alguns casos são observados após os 25 anos de idade.

**Sítio**

A FA ocorre mais comumente na região posterior da mandíbula. A lesão ocorre na mandíbula em aproximadamente 75% dos casos, com uma predileção pela região do segundo molar primário mandibular ou do segundo pré-molar-primeiro molar.

**Apresentação clínica**

A apresentação clínica inicial é, na maioria das vezes, uma tumefação; no entanto, não é habitualmente sintomática, sendo detectada num exame radiográfico de rotina. Radiograficamente apresenta radiolucidez unilocular ou multilocular com margem esclerótica bem definida e pode estar associada à coroa de um dente impactado.

**Histopatologia**

O fibroma ameloblástico tem um aspeto histológico caraterístico, com filamentos de células epiteliais cuboidais a colunares e ilhas com células epiteliais colunares periféricas que rodeiam células epiteliais frouxamente dispostas, semelhantes a retículos estrelados, que proliferam juntamente com um componente mesenquimal de aspeto primitivo que se assemelha à papila dentária em desenvolvimento.

**Fibro-Odontoma Ameloblástico**

Estes tumores odontogénicos mistos são considerados variantes do FA e são extremamente raros. É uma lesão semelhante ao fibroma ameloblástico, mas que apresenta alterações indutivas que levam à formação tanto de dentina como de esmalte.A idade média de ocorrência tem sido relatada como 9,4 anos, com a maioria dos casos ocorrendo na mandíbula (59.Clinicamente e histologicamente, o AFO assemelha-se a um fibroma ameloblástico. Radiograficamente, apresenta-se como uma lesão bem circunscrita, unilocular, de densidade mista, radiolúcida e radiopaca, associada a dentes deslocados ou não irrompidos. É de salientar, no entanto, que se tratam de tumores distintos e que os fibromas ameloblásticos não evoluem para AFOs ou que estes últimos surjam nos primeiros.

**Tratamento**

O tratamento consiste na remoção cirúrgica completa. A possibilidade de recorrência tem sido relatada como variando de 18,3% a 43,5%. Por conseguinte, está indicada uma terapia cirúrgica um pouco mais agressiva com um acompanhamento clínico a longo prazo do que o recomendado anteriormente.[16]

O mixoma odontogénico é uma neoplasia mesodérmica benigna pouco frequente dos maxilares, que se pensa surgir do ectomesênquima odontogénico ou de células mesenquimatosas indiferenciadas do ligamento periodontal. É localmente agressivo e, em geral, tende a ocorrer no miocárdio.[16]

**Epidemiologia**

O mixoma odontogénico representa 8,5% a 11,6% dos tumores odontogénicos pediátricos. Embora a maioria dos casos tenha sido diagnosticada na segunda a quarta décadas de vida, 33% dos casos ocorreram em pacientes com 20 anos de idade ou menos (7% em pacientes com menos de 10 anos e 26% na segunda década de vida). Em ***2014, Kadlub e colegas*** também destacaram a ocorrência de OM em bebés (<2 anos de idade), sugerindo uma entidade específica, a OM infantil.[15]

Dois terços dos casos envolveram a mandíbula e um terço envolveu a maxila, sendo a região de molares e pré-molares o local mais comum de ocorrência.

**Apresentação clínica**

Clinicamente, os mixomas odontogénicos são geralmente lesões indolores, de crescimento lento, que podem atingir um tamanho considerável antes de manifestarem sinais e sintomas perceptíveis, como inchaço ou mobilidade e divergência dos dentes. Vários casos foram relatados como ocorrendo em associação com dentes impactados ou ausentes, enquanto alguns casos foram observados como ocorrendo em áreas não dentárias, como o ramo e o côndilo.

Radiograficamente, os mixomas odontogénicos podem ser lesões uniloculares ou multiloculares que podem causar expansão, adelgaçamento e destruição das placas corticais do osso e deslocação dos dentes. As lesões multiloculares apresentam frequentemente um aspeto mosqueado, de bolha de sabão ou de favo de mel.

Devido à natureza variável da aparência radiográfica dos mixomas odontogénicos, o diagnóstico diferencial deve incluir lesões odontogénicas como o quisto dentígero, o queratocisto odontogénico e o ameloblastoma, bem como lesões não odontogénicas como o CGCG, o hemangioma central, o quisto ósseo traumático e o quisto ósseo aneurismático.[16]

**Histopatologia**

Histologicamente, o mixoma odontogénico é constituído por células estreladas a fusiformes com delicados processos de entrelaçamento fibrilar, que produzem uma aparência mixoide frouxa. Não é claro se estes são remanescentes da odontogénese ou se são obrigatórios para a génese do tumor. A papila dentária de um dente em desenvolvimento parece quase idêntica histologicamente ao estroma de um mixoma odontogénico, e os dois podem ser confundidos, causando um diagnóstico errado. O mixoma odontogénico pode assemelhar-se a um neurofibroma mixoide, fibroma condromixóide ou condrossarcoma mixoide. A comunicação entre o clínico e o patologista com uma avaliação adequada das radiografias é frequentemente necessária para evitar interpretações incorrectas.[17]

**Tratamento**

O tratamento deste tumor é controverso. O tratamento típico consiste na ressecção cirúrgica com margens ósseas de 1,0 mm a 1,5 mm, sendo que uma margem de 1 barreira anatómica não envolvida é considerada uma cirurgia curativa. . O tratamento é complicado pela compreensível relutância em efetuar uma excisão cirúrgica ampla de uma lesão benigna, especialmente numa criança. No entanto, foram registadas taxas de recorrência de até 25% no tratamento conservador. É importante efetuar um acompanhamento periódico para verificar a recorrência.[15]

O cementoblastoma é um tumor odontogénico raro, benigno, que se forma tipicamente em torno da metade apical de uma raiz de um dente vital. A neoplasia é muitas vezes referida como um verdadeiro cementoma, e compreende menos de 1% de todos os tumores odontogénicos. A distribuição etária varia entre a primeira e a terceira décadas de vida. Várias séries de casos mostraram que o primeiro molar permanente inferior está envolvido em mais de 50% das vezes.

**Apresentação clínica**

O tumor pode ser assintomático ou pode apresentar-se com uma dor profunda e surda, sendo frequente a expansão dura da mandíbula. Os cementoblastomas têm um potencial de

crescimento ilimitado, com uma taxa de crescimento estimada de 0,5 cm por ano. O dente associado é sempre vital.
Radiograficamente, observa-se uma massa radiopaca fundida à metade apical da raiz, rodeada e limitada perifericamente por um halo radiolúcido.
Na histologia, a neoplasia é caracterizada pela formação de placas de tecido semelhante a cemento contendo um grande número de linhas de reversão e uma falta de mineralização na periferia da massa ou no centro de crescimento mais ativo.[10]

**Tratamento**

Os cementoblastomas requerem remoção cirúrgica juntamente com o dente envolvido. O tumor geralmente pode ser removido numa só unidade com o dente ligado à lesão. O córtex bucal ao redor do tumor pode estar ausente ou seriamente afinado, o que pode exigir um enxerto ósseo. A recorrência não é esperada, a menos que uma porção do tumor seja deixada para trás.
Também designado por tumor de células granulares, é um dos raros tumores benignos da cavidade oral de histogénese incerta que ocorre exclusivamente em recém-nascidos. Foi descrito pela primeira vez por ***Neumann em 1871.***

**Epidemiologia**

O tumor apresenta uma predileção pelo sexo feminino (rácio 8:1-10:1) com uma incidência estimada de 0,0006% .[11] Mais de 90% dos casos ocorrem em raparigas. Encontra-se principalmente no rebordo alveolar anterior da maxila e menos frequentemente no rebordo alveolar anterior da mandíbula.[16] A lesão ocorre três vezes mais frequentemente na maxila do que na mandíbula, envolvendo frequentemente o rebordo alveolar perto da região dos caninos[11] Embora sejam normalmente lesões solitárias, podem ser múltiplas, afectando mais frequentemente a maxila e a mandíbula.[16]

**Apresentação clínica**

As várias etiologias propostas incluem odontogénica, neurogénica, mioblástica, endocrinológica, fibroblástica ou histiocítica. A apresentação clínica inclui uma tumefação lobular ou ovoide, séssil ou pedunculada, de vários tamanhos, coberta por uma superfície mucosa lisa, normal ou avermelhada, que pode variar de alguns milímetros a mais de 7 cm de diâmetro. As lesões maiores causam obstrução mecânica da alimentação e da respiração nos recém-nascidos.
O diagnóstico é confirmado por USG, TC/RM e histopatologia. [11]Embora tipicamente considerada uma lesão de histogénese incerta, os estudos imuno-histoquímicos revelaram uma coloração citoplasmática forte e difusa para a enolase específica dos neurónios e para a vimentina, o que sugere que o epúlis congénito pode ser derivado de células mesenquimais não comprometidas relacionadas com os nervos.

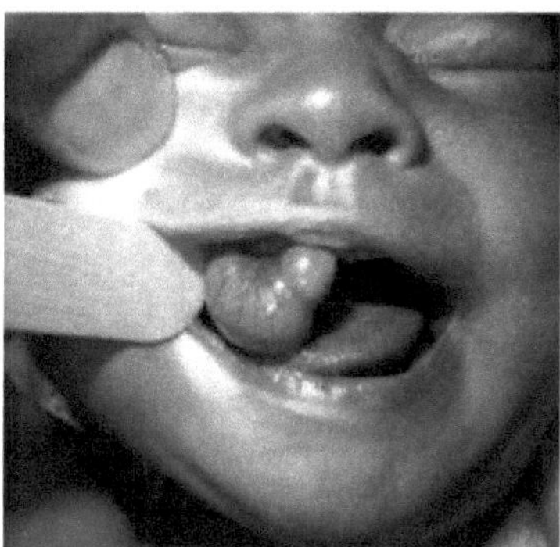

Epúlide congénita do recém-nascido

**Histopatologia**

As caraterísticas histológicas do epúlis congénito são impressionantes. O tumor é coberto por epitélio escamoso estratificado que, normalmente, é desprovido de cristas epiteliais. A maior parte da massa do epúlis congénito é composta por grandes células granulares que se encontram em camadas. Entre estas células, podem ser observados pequenos "fluxos" de fibroblastos fusiformes. As secções seriadas revelam normalmente ilhas de epitélio odontogénico e corpos calcificados no interior da massa tumoral.[18]

**Diagnóstico diferencial**

O epúlis congénito do recém-nascido é frequentemente confundido com o chamado mioblastoma de células granulares, mas estas duas lesões são entidades clinicopatológicas distintas. Outros diagnósticos diferenciais possíveis incluem cistos dermóides, teratoma, hemangioma, malformações linfáticas, rabdomiossarcoma e tumores neuroectodérmicos melanóticos da infância (MNTI).[11]

**Tratamento**

Cessa o seu crescimento após o nascimento e é totalmente benigno, havendo casos em que involui espontaneamente. O tratamento habitual é a excisão cirúrgica simples, tendo o cuidado de não interferir com o desenvolvimento da dentição. Em lesões com menos de 2 cm na sua maior dimensão, em que não há interferência com a respiração ou a alimentação, deve ser considerado o tratamento não cirúrgico para evitar a anestesia geral num recém-nascido, para uma lesão benigna que não irá recidivar.

Não há propensão para a recorrência com a excisão, mesmo nos casos em que a lesão é removida de forma incompleta.[16]

O tumor neuroectodérmico melanótico da infância (MNETI) é um tumor raro e agressivo observado em doentes pediátricos jovens durante o primeiro ano de vida. Pensa-se que deriva de células da crista neural e está associado a níveis elevados de ácido vanilil-mandélico.[19]

**Apresentação clínica**

Existe uma ligeira predileção pelo sexo masculino, com uma idade média ao diagnóstico de aproximadamente 4,5 meses (idade média de 15 meses). Aproximadamente 90% das lesões apresentam-se na região craniofacial, com cerca de 80% na região gnática. A maxila é muito mais frequentemente envolvida do que a mandíbula (13:3). São registados locais distantes, no entanto, na cabeça e no pescoço, o crânio, a órbita e os locais intracranianos primários, como a dura-máter e o cérebro, podem estar envolvidos.

Clinicamente, a MNETI apresenta-se como uma massa assintomática, firme, expansiva e de crescimento rápido. Se for superficial, pode observar-se uma tonalidade azul/preta e, se for intra-óssea, corresponderá a uma lesão radiolúcida com expansão cortical. As lesões podem variar significativamente em tamanho, de 0,5 a 20,5 cm, com um tamanho médio de 3,85 cm.[8] Todos os valores sanguíneos estão dentro dos limites normais. Nalguns doentes, verifica-se um aumento dos níveis urinários de VMA. A elevação do VMA foi descrita noutros tumores de origem na crista neural.[10]

**Histopatologia**

Em termos macroscópicos, os MNETI são frágeis, lobulados e o pigmento pode ser apreciado na secção. Os MNETI são neoplasias bifásicas caracterizadas por células epitelóides maiores e mais periféricas que contêm melanina e células neurogénicas mais pequenas que exibem cromatina "sal e pimenta".[8]

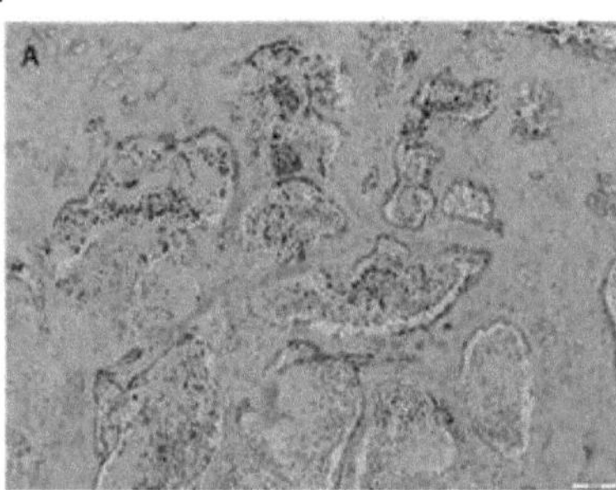


Aspeto histológico de um tumor neuroectodérmico melanótico da infância, ilhas tumorais com células epitelóides periféricas contendo melanina e células neurogénicas mais pequenas exibem cromatina "sal e pimenta"

**Tratamento**

Devido ao seu potencial de crescimento rápido e comportamento localmente destrutivo, o diagnóstico precoce é extremamente importante para limitar a expansão local. O tratamento de eleição para o tumor neuroectodérmico melanótico da infância (MNTI) é a excisão cirúrgica, conservando as estruturas vitais, e as terapias alternativas, como a radiação ou a quimioterapia, têm aplicações limitadas. A reabilitação também é importante, com a devida atenção para evitar a restrição do crescimento maxilar, o que foi superado com o uso de talas macias, o que tem sido pouco relatado na literatura.[19]

São registadas elevadas taxas de recorrência (10-15%), metástases (3%) e transformação maligna (6,5%).[11]

## Hemangiomas

Os hemangiomas são as neoplasias vasculares benignas pediátricas mais comuns. Juntamente com os linfangiomas, constituem cerca de 27% dos tumores orais em crianças.[18] Trata-se de um tumor benigno e vasoformativo que ocorre frequentemente na cabeça e no pescoço e que se acredita ser de natureza hamartomatosa e não neoplásica.[16]

**Epidemiologia**

Os hemangiomas têm uma prevalência de 2 a 3 e de 22 a 30% em recém-nascidos e em recém-nascidos pré-termo de baixo peso, respetivamente, com uma predileção pelo sexo feminino (3:1-5:1). Envolvem habitualmente a região da cabeça e do pescoço (60%), para além do tronco (25%) e das extremidades (15%).[11]

A maioria dos hemangiomas está presente à nascença ou desenvolve-se no primeiro ano de vida. Acredita-se que mesmo as lesões que não aparecem até à idade adulta podem estar presentes mas não serem clinicamente evidentes até começarem a aumentar de tamanho.

**Apresentação clínica**

As localizações orais mais comuns incluem os lábios, a mucosa bucal, a língua e, raramente, o palato e a úvula. O hemangioma em doentes jovens ocorre mais frequentemente nas glândulas salivares do que noutros locais. [18]Vários factores predisponentes incluem a idade fértil, a hipertensão gestacional e o peso do bebé à nascença. O curso natural do hemangioma segue uma fase de proliferação rápida (0-1 ano), fase de involução (1-5 anos) e fase de involução (5-10 anos). Clinicamente, manifesta-se como uma mácula de crescimento rápido seguida de regressão para pigmentos manchados.[11]

Os hemangiomas são normalmente classificados em três tipos: os cavernosos, os capilares e os juvenis. Clinicamente, os hemangiomas cavernosos e capilares apresentam-se como lesões azuladas ou azul-avermelhadas, compressíveis, parcialmente submersas e de fácil diagnóstico.[18] O hemangioma capilar é o tipo mais comum. O diagnóstico é confirmado pela história, FNAC, RMN e/ou Doppler a cores, histopatologia e imunohistoquímica (transportador de glucose 1), excluindo outras malformações vasculares. Os hemangiomas também podem ocorrer centralmente na mandíbula ou na maxila.[11]

**Histopatologia**

Um hemangioma capilar é composto por muitos capilares minúsculos com uma proliferação acentuada de células endoteliais. O hemangioma celular ou juvenil é constituído principalmente por uma proliferação de células endoteliais com apenas um pequeno número de capilares discerníveis. Um hemangioma cavernoso é caracterizado por grandes espaços sinusoidais cheios de sangue, revestidos por células endoteliais e suportados por um estroma fibroso.[16]

**Tratamento**

O tratamento dos hemangiomas varia consoante o tipo, a localização e o tamanho da lesão envolvida. Muitas lesões involuem espontaneamente com a idade, especialmente aquelas que são notadas precocemente e param de crescer durante o primeiro ano de vida. Outras não requerem tratamento devido ao seu pequeno tamanho e natureza inócua. As diretrizes de tratamento baseiam-se no estádio da lesão e incluem fármacos (propranolol, corticosteróides, a-interferão), lasers (CO2, díodo, lâmpada de flash com corante pulsado) e correcções cirúrgicas. A resolução completa ocorre em 70% dos casos, mas cerca de 40 a 50% dos casos apresentam alterações permanentes na pele, como telangiectasias, cicatrizes pontilhadas, anetodermia, hipopigmentação, resíduos fibro-gordurosos, etc., sem qualquer desfiguração.[11]

## Linfangiomas

Os linfangiomas são neoplasias benignas dos canais linfáticos. Embora os eventos embriológicos que levam ao seu desenvolvimento permaneçam pouco claros, pensa-se que surgem como uma proliferação hamartomatosa benigna de restos linfáticos sequestrados. Formando-se ao longo de planos tecidulares ou penetrando em tecidos adjacentes, tornam-se canalizados e, na ausência congénita de drenagem venosa, acumulam fluido.[16]

**Epidemiologia**

A prevalência é de 13/10.000 nados vivos, afectando igualmente ambos os sexos, envolvendo 75% da região da cabeça e pescoço, seguida do tronco, abdómen e extremidades. Os linfangiomas envolvem a cavidade oral mais frequentemente do que qualquer outra área do corpo.[11]

**Apresentação clínica**

As localizações orais incluem o dorso da língua, os lábios, a mucosa bucal, o palato mole e o pavimento da boca, por ordem decrescente de preferência. Clinicamente, é uma lesão lenta e progressiva com nódulos elevados hemorrágicos superficiais azul-pretos ou vermelhos, as lesões mais profundas apresentam-se como crescimentos macios e difusos com cor normal e as formas quísticas manifestam-se como lesões macias, indolores e cheias de líquido, carateristicamente localizadas no pescoço. As manifestações orais incluem macroglossia, sialorreia, disfagia, anomalias cosméticas, ulcerações, deformidade dos maxilares, dificuldade na fala e na mastigação e problemas de alimentação. Outras caraterísticas incluem dificuldade respiratória, infeção e febre, e exagero súbito. O diagnóstico é confirmado por exame clínico, RM/CT/USG com Doppler a cores e histopatologia, bem como por marcadores linfáticos imunohistoquímicos.[11]

**Histopatologia**

Microscopicamente, os linfangiomas apresentam-se como uma série de espaços de paredes finas, revestidos por endotélio e contendo linfa. Na mucosa oral, aproximam-se frequentemente do epitélio sobrejacente e contactam com o epitélio da camada basal. As paredes dos vasos, raramente, podem ter um fino revestimento de tecido conjuntivo à volta do endotélio.[18]

Os linfangiomas são classificados histologicamente em linfangiomas capilares, linfangiomas cavernosos e higroma cístico. O linfangioma capilar é tipicamente composto por uma proliferação de canais de paredes finas, revestidos por endotélio e desprovidos de eritrócitos. O linfangioma cavernoso caracteriza-se pela presença de canais vasculares sinusoidais dilatados, revestidos por endotélio e desprovidos de eritrócitos. O higroma quístico é uma forma macroscópica do linfangioma cavernoso, com grandes espaços sinusoidais revestidos por uma única camada de células endoteliais que formam massas quísticas multiloculares de tamanho variável.[16]

**Tratamento**

O tratamento geralmente não é indicado para pequenos linfangiomas da mucosa oral; ocasionalmente, observa-se uma involução espontânea parcial ou completa.

O tratamento do higroma quístico não é muito bem sucedido. A aspiração do conteúdo do tumor é rapidamente seguida pela produção de mais líquido.

## Hamartomas e coristomas

Quando uma quantidade excessiva de tecido de aparência normal é vista na sua localização habitual, a massa "semelhante a um tumor" resultante é chamada hamartoma. E quando ocorre numa localização anormal, usa-se o termo "coristoma". Trata-se, portanto, de erros de desenvolvimento. Na língua, a área anterior às papilas circunvaladas é o local habitual de envolvimento. Estas lesões apresentam-se como massas não ulceradas, elevadas ou submersas, geralmente circunscritas, assintomáticas e de crescimento lento. Quando estão submersas, podem passar despercebidas durante muitos anos. Microscopicamente, estas lesões são constituídas por um ou mais dos seguintes tecidos: cartilagem, glândulas mucosas e serosas, músculo estriado, nervo, vasos sanguíneos e osso. Os hamartomas e os coristomas podem ser facilmente excisados e as recidivas são pouco prováveis.[18]

## Papiloma e Verruga Vulgar

O papiloma escamoso é uma neoplasia benigna relativamente comum que surge do epitélio superficial. É tipicamente uma lesão exofítica cuja superfície pode variar de uma aparência de couve-flor a um dedo e, embora seja geralmente uma lesão pedunculada, pode surgir de uma base séssil. Os locais mais comuns de ocorrência parecem ser o complexo palatino, os bordos dorsal e lateral da língua e os lábios, seguidos da gengiva e da mucosa bucal. No entanto, esta lesão também pode ocorrer no assoalho da boca, na almofada retromolar e nas cristas alveolares.

A verruga vulgar oral, ou verrugas orais, são lesões papilomatosas exofíticas clinicamente indistinguíveis dos papilomas escamosos orais. Tal como a sua contraparte cutânea, a verruga vulgar (verruca vulgaris), são uma doença viral associada ao papilomavírus humano (HPV) e podem ser disseminadas para a cavidade oral em crianças através de auto-inoculação, verticalmente, pré-natal e perinatal; horizontalmente e através de contacto sexual.

Embora as diferenças histopatológicas entre o papiloma escamoso e a verruga vulgar sejam subtis, estas lesões são distinguíveis umas das outras. Histologicamente, o papiloma é visto como uma proliferação da camada de células espinhosas num padrão papilar, frequentemente com hiperqueratose, acantose e hiperplasia basilar. As figuras mitóticas podem ser proeminentes. O estroma de tecido conjuntivo fibroso de suporte contém frequentemente um número proeminente de pequenos vasos sanguíneos, bem como um infiltrado de células inflamatórias.

O tratamento do papiloma escamoso oral ou da verruga vulgar é melhor efectuado através da excisão cirúrgica completa da lesão, incluindo a base.[16]

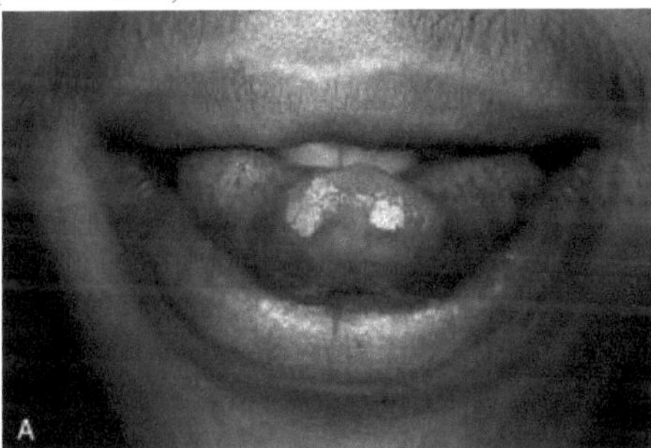


Verruga vulgar

## Fibroma

O fibroma é o tumor benigno de tecidos moles mais comum encontrado na cavidade oral. Ao contrário das lesões que surgem do epitélio, o fibroma ocorre na submucosa. A maioria dos fibromas representa uma hiperplasia fibrosa focal reactiva devido a trauma ou irritação local. Muitas vezes designado por hiperplasia fibrosa focal, fibroma de irritação ou fibroma traumático, um fibroma que ocorre na cavidade oral não é uma verdadeira neoplasia, mas basicamente um tipo reativo de hiperplasia fibrosa ou, em alguns casos, um granuloma piogénico cicatrizado que sofreu esclerose.[16]

**Caraterísticas clínicas**

É carateristicamente uma lesão em forma de cúpula com uma base séssil e uma superfície lisa que é normalmente da cor da mucosa circundante. Pode variar de textura firme a flácida e ocorre mais frequentemente em locais predispostos a irritação ou trauma, como a mucosa bucal, lábio, língua, gengiva e palato duro. O diagnóstico diferencial inclui fibroma de células gigantes, granuloma periférico de células gigantes, mucocele e neurofibroma.

**Histopatologia**

É constituída por feixes de fibras colagénicas entrelaçadas, intercaladas com fibroblastos ou fibrócitos. A superfície da lesão é coberta por epitélio escamoso estratificado com encurtamento das cristas de rete.[20]

**Tratamento**

O tratamento consiste numa simples excisão cirúrgica. Há pouca propensão para a recorrência.

## Doença de Riga-Fede

A doença de Riga-Fede (DRF) é uma doença reactiva benigna rara da mucosa, identificada pela primeira vez e posteriormente descrita por ***Riga (1881)*** e ***Fede (1890)***, respetivamente. Também designada por granuloma de Riga-Fede, é um processo granulomatoso benigno, ulcerativo, que ocorre em resultado de traumatismos repetitivos na mucosa oral provocados pelos dentes. Está normalmente associado a dentes natais/neonatais em recém-nascidos e a outras perturbações como a síndrome de Riley-Day, a síndrome de Lesch-Nyhan, a síndrome de Tourette e a paralisia cerebral. ***Dominguez-Cruz, et al*** categorizaram o RFD em "**RFD precoce**" (presente nos primeiros 6 meses de vida, associado aos dentes natais/neonatais e não tem correlação com distúrbios neurológicos) e "**RFD tardio**" (que aparece tipicamente após 6-8 meses de vida, associado à primeira dentição e pode estar relacionado a distúrbios neurológicos).[11]

**Caraterísticas clínicas**

Esta condição é específica de bebés e crianças com menos de 2 anos de idade. Os locais comuns para o granuloma são a superfície ventral da língua ou o frénulo lingual ao longo da linha média, correspondendo aos dentes agressores. Clinicamente, a lesão é uma massa granulomatosa exofítica, ulcerada, coberta por uma pseudomembrana amarelada.[19]

O diagnóstico é confirmado por exame clínico e histopatológico para excluir outras causas possíveis de ulcerações causadas por infecções bacterianas ou fúngicas, doenças imunológicas e neoplasias.[11]

**Tratamento**

O tratamento desta doença tem como objetivo minimizar o trauma na área afetada. As intervenções incluem a extração dentária, corticosteróides, anéis de dentição, ajuste oclusal dos bordos incisais afiados, modificação do comportamento, excisão cirúrgica da lesão e utilização de aparelhos intra-orais para cobrir os dentes agressores.[19]

Existem 3 lesões que se apresentam carateristicamente como alargamentos localizados na gengiva: fazem o diagnóstico diferencial para um inchaço gengival localizado, particularmente em adolescentes. Estas lesões são frequentemente descritas como os "três Ps": granuloma piogénico, fibroma ossificante periférico e granuloma periférico de células gigantes.

## Granuloma piogénico

O granuloma piogénico é um tumor de tecidos moles relativamente comum que surge do tecido conjuntivo fibroso da pele ou das membranas mucosas. Apresenta-se como um processo inflamatório reativo em que ocorre uma proliferação fibrovascular exuberante do tecido conjuntivo secundária a uma irritação crónica de baixo grau.[16] Não produzem verdadeiros granulomas epitelóides, pelo que a nomenclatura pode ser ligeiramente inadequada.

**Caraterísticas clínicas**

A maioria dos granulomas piogénicos apresenta-se clinicamente como crescimentos pedunculados ou nodulares da mucosa ou dos tecidos moles, com um aspeto hemorrágico, e com um tamanho que varia entre 2 e 5 cm de diâmetro[20]. Embora esta lesão possa ocorrer em qualquer idade e em qualquer localização, é carateristicamente observada na gengiva (65% a 70%) de adolescentes e mulheres grávidas. O granuloma piogénico é uma lesão elevada, de base séssil ou pedunculada. A sua superfície pode ter um aspeto liso, lobulado ou, ocasionalmente, verrucoso, eritematoso e frequentemente ulcerado. A textura varia de macia a firme e muitas vezes sangram facilmente quando sondadas. A lesão é assintomática, a menos que seja infetada. Aumenta de tamanho num período de algumas semanas a meses. A sua apresentação clínica como uma lesão ulcerada de crescimento rápido é semelhante à de uma lesão maligna dos tecidos moles.[16]

**Histopatologia**

São lesões ricamente vascularizadas com proliferação de canais vasculares dilatados, fibroblastos, histiócitos, células inflamatórias e células endoteliais. Um infiltrado de células inflamatórias polimorfas é frequentemente dominado por células plasmáticas. O epitélio superficial sobrejacente é frequentemente ulcerado e pode sofrer hiperplasia pseudoepiteliomatosa.

Os granulomas piogénicos podem assemelhar-se a gengivite hiperplásica, sarcoma de Kaposi e hemangioma verdadeiro.

**Tratamento**

O tratamento consiste na excisão cirúrgica com uma margem de tecido normal ou por cauterização[20]. Deve-se ter o cuidado de remover completamente qualquer irritante local que ainda possa estar presente e que predisponha à recorrência da lesão. Alguns autores sugerem a descamação na área da lesão como uma tentativa de remover a fonte de irritação. Cerca de 16% dos granulomas piogénicos recidivam após a excisão.

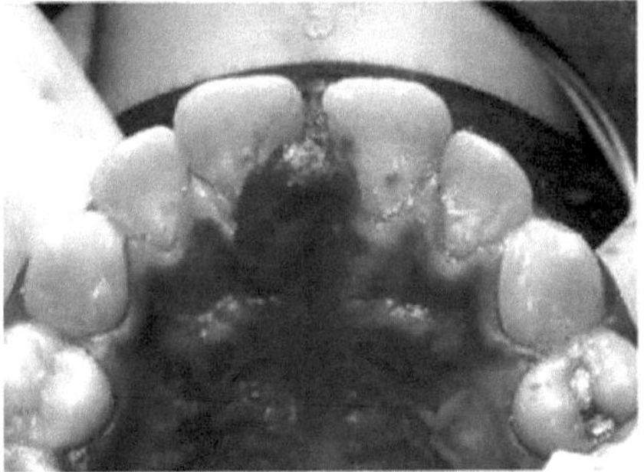

Granuloma piogénico na papila interdentária entre 2 incisivos centrais

## Granuloma periférico de células gigantes

Esta lesão compreende cerca de 7 a 8 por cento dos tumores orais na infância.[18] O fibroma ossificante periférico é uma lesão reactiva benigna que apresenta caraterísticas clínicas semelhantes às do granuloma piogénico.

**Epidemiologia**

Numa revisão de 720 casos, 33% foram observados em doentes com menos de 20 anos de idade. Existe uma predileção de quase 2:1 do sexo feminino em relação ao masculino, sendo a mandíbula mais frequentemente envolvida do que a maxila.

**Caraterísticas clínicas**

O granuloma periférico de células gigantes é um alargamento que normalmente tem menos de 2 cm de diâmetro, encontrado exclusivamente na gengiva. Surge da papila interdentária, é pedunculado ou séssil, sangra facilmente e apresenta um aspeto hemorrágico de superfície lisa. É mais provável que seja azul ou púrpura.

Embora se desenvolva em tecidos moles, pode ocorrer reabsorção do osso alveolar subjacente, produzindo migração dos dentes adjacentes. Além disso, embora rara, a reabsorção radicular cervical pode ser observada em associação com um granuloma periférico de células gigantes.[16]

**Histopatologia**

As secções histológicas revelam um tumor subepitelial que é composto por um estroma fibroangiomatoso. Existem numerosas células gigantes e, em cerca de 50 por cento dos casos, estas apresentam fagocitose. Os depósitos de hemossiderina são comuns e, nalguns casos, a lesão pode ser ulcerada.[18]

**Tratamento**

O granuloma periférico de células gigantes é melhor tratado por excisão cirúrgica completa, com o cuidado de o excisar na sua base. Foi registada uma pequena tendência para a recorrência.

Microscopicamente, o granuloma periférico de células gigantes deve ser distinguido do tumor central de células gigantes do osso, uma vez que o seu tratamento é muito mais conservador.

## Fibroma Ossificante Periférico

A terceira lesão dos "três Ps" que se apresentam carateristicamente na gengiva, é uma lesão reactiva benigna que se acredita ser de origem no ligamento periodontal e que ocorre exclusivamente na gengiva.

**Epidemiologia**

Na maior série de casos, observou-se que 50% das lesões ocorrem em indivíduos entre os 5 e os 25 anos de idade, com o pico de incidência aos 13 anos. As lesões dividem-se quase igualmente entre a maxila e a mandíbula, sendo que mais de 80% das lesões em ambos os maxilares ocorrem anteriormente à área molar.[16]

**Apresentação clínica**

O aspeto clínico da lesão é caraterístico, mas não patognomónico. Trata-se de uma massa focal de tecido bem demarcada na gengiva, com uma base séssil ou pedunculada. É da mesma cor que a mucosa normal ou ligeiramente avermelhada, com a superfície intacta ou ligeiramente ulcerada.

**Histopatologia**

Proliferação de fibroblastos volumosos num estroma caraterístico de fibrilas de colagénio delicadas e entrelaçadas. Na lesão pode ser encontrado material osteoide e calcificado, variando de calcificação distrófica a espículas de osso lamelar. O epitélio superficial é frequentemente ulcerado.

**Tratamento**

A excisão cirúrgica simples é o tratamento de eleição; a possibilidade de recidivas não é invulgar.

## Neurofibroma

Os neurofibromas, tumores de origem na bainha nervosa, são comuns na região da cabeça e do pescoço. Podem ser solitários ou associados à NF1 (neurofibromatose de Von

Recklinghausen). A etiologia não foi determinada, mas muitos consideram que as lesões solitárias são de natureza hamartomatosa e não verdadeiras neoplasias.[20]

**Caraterísticas clínicas**

O neurofibroma solitário pode apresentar-se na pele ou nas membranas mucosas orais como um tumor mole com uma base séssil ou pedunculada. Alguns neurofibromas são difusos, apresentando-se como uma massa ou inchaço de tecido mole e inespecífico. Por via intra-oral, apresentam-se com uma cor normal e rosada da mucosa e uma consistência firme a pastosa; ou como uma massa difusa e não compressível. São mais frequentemente encontrados na língua e na mucosa bucal, mas ocasionalmente apresentam-se como lesões intra-ósseas, que ocorrem mais frequentemente na mandíbula posterior.[16]

Os doentes do grupo etário pediátrico terão o seu primeiro sintoma durante a pré-adolescência ou adolescência.

Microscopicamente, observa-se uma mistura de células de Schwann e fibroblastos.

**Tratamento**

As lesões solitárias são normalmente excisadas cirurgicamente e não recorrem, enquanto os neurofibromas múltiplos não podem ser removidos.

1. **Browne (1970)** comparou diferentes métodos de tratamento para os queratocistos odontogénicos, ou seja, a marsupilização, a enucleação e o encerramento primário, a enucleação e o empacotamento aberto. Descobriu que a taxa de recorrência de queratocistos odontogénicos era igual com os três métodos de tratamento.[21]
2. **Arwill e Kahnnberg (1977)** relataram a lesão de OKC como queratocistos associados a um condroma benigno intra-mandibular, o que implica a improvável ocorrência simultânea de uma neoplasia cartilaginosa benigna e de um quisto odontogénico. Descreveram o componente condroide como exibindo uma figura mitótica e tendo uma "linha difusa para os tecidos conjuntivos, mas mostrou alguns sinais de malignidade".[22]
3. **Rachanis et al. (1979)** reviram as caraterísticas clínicas e histopatológicas de uma série de queratocistos odontogénicos de pacientes dos grupos etários 10-29 e 50-64 anos, mas não foram observadas diferenças significativas entre os dois grupos. Os autores concluíram que era pouco provável que se tratasse de diferentes variedades de queratocistos odontogénicos.[17]
4. **Grundy, Adkins e Savage (1984)** relataram uma série de casos de quistos radiculares associados a dentes decíduos que tinham sido tratados endodonticamente com materiais contendo formocresol que, em combinação com proteínas tecidulares, é antigénico e demonstrou provocar uma resposta humoral e mediada por células.[4]
5. **Kilan et al (1992)** afirmaram que o trauma nos dentes decíduos pode levar a distúrbios odontogénicos nos sucessores permanentes, o que pode dar origem a defeitos hipoplásicos ou a rupturas coronárias/radiculares nos dentes permanentes ou mesmo a desvios da direção normal de erupção.[23]
6. **Kratochivil e Brannon (1993)** relataram 4 casos de metaplasia condroide na parede do CCO e observaram histologicamente que a cartilagem estava bem desenvolvida e demonstraram a distribuição multifacetada na parede do tecido conjuntivo. Também observaram que a posição justaposta da cartilagem ao epitélio cístico, com estes segmentos epiteliais tipicamente sem as caraterísticas histo-morfológicas do CCO. [24]
7. **Avraham Hirshberg et al (1994)** analisaram 52 casos de quisto odontogénico calcificante associado a odontoma e mostraram que o quisto tinha predileção pelo sexo feminino, com uma idade média de 16 anos, sendo mais frequente na maxila. Radiograficamente, a lesão mostrava-se bem definida, com uma mistura de radiolucente e

radiopaco e, histologicamente, consistia num único quisto grande com estruturas semelhantes a dentes que pareciam ser parte integrante da lesão. Sugeriram que o COC e o Odontoma fossem considerados como uma entidade única e classificados como um tumor odontogénico misto benigno.[25]

8. **Benn e Altani (1996)** sugeriram que a inflamação periapical de um dente decíduo não vital pode se espalhar para envolver o folículo do sucessor permanente e que os exsudatos inflamatórios levam à formação de um cisto dentígero.[26]

9. **Chow Hsun Tan (1998)** analisou 70 casos de queratocistos odontogénicos em pacientes chineses, predominantemente etílicos, que foram tratados entre 1981 e 1996. Concluiu que o quisto ocorre predominantemente na faixa etária dos 21-30 anos, com um rácio de predileção pelo sexo masculino de 1,62:1, e também demonstrou que a tumefação ocorre na região posterior dos molares inferiores impactados e na maxila aparece na região anterior.[27]

10. **Anwar B. Batainh (1998)** analisou as modalidades de tratamento para os queratocistos odontogénicos, tendo tratado 227 casos de queratocistos odontogénicos e concluído que a ressecção sem defeito de continuidade é um método de tratamento satisfatório.[28]

11. **Mosqued Taylore et al (1998)** Registaram "grandes áreas de cartilagem bem desenvolvida", frequentemente adjacentes ao revestimento epitelial do quisto dentígero[29]

12. **V. Kozeli e B. Sotosek (1999)** relataram 4 casos de cisto dentígero inflamatório em crianças entre 6 e 12 anos de idade associados a dentes mandibulares e o cisto foi tratado com extração e descompressão do dente, ilustrando o comportamento descomplicado desse cisto. Afirmaram que, extraindo os dentes decíduos infectados, abrindo o quisto e assegurando uma drenagem contínua, é possível conseguir a erupção espontânea dos dentes permanentes envolvidos na arcada dentária, mesmo que estes estejam muito deslocados.[30]

13. **P.A.Dowling, P.Flekming et al (2000)** relataram um caso de queratocistos odontogénicos numa criança de 5 anos de idade com Síndrome do Carcinoma Basal de Neviod, afirmando que os queratocistos odontogénicos são mais comuns nesta síndrome, que é observada em 2$^{nd}$ e 3$^{rd}$ décadas de vida, embora tenham sido relatados como ocorrendo na primeira década de vida, mas apenas após 7$^{th}$ anos.[31]

14. **Keimmel M, Reinert S(2000)** Relataram o caso de um rapaz de 10 anos de idade com síndrome de Simpson-Golabi-Behmel (atraso mental e crescimento excessivo), em que a criança apresentava múltiplos queratocistos odontogénicos maxilares e mandibulares e sugeriram a correlação do OKC com o síndrome.[32]

15. **Adriano Piattelli et al (2001)** avaliaram a expressão de p53 em quistos odontogénicos, que está relacionada com a supressão da proliferação celular, em que o nível mais elevado de p53-positivo mostra uma maior atividade proliferativa do que os p53-negativos. Concluíram que a maior ocorrência de p53 em OKC em comparação com cisto dentígero e cistos radiculares e esta ocorrência está fortemente associada à presença de displasia epitelial no revestimento do cisto de OKC.[33]

16. **Adriano Piattelli et al (2002)** investigaram a expressão do nível de Ki-67 no quisto dentígero e, na avaliação imuno-histológica, a válvula do Ki-67 foi considerada positiva no quisto dentígero.[34]

17. **Hyomoto et al. (2003)**, numa investigação retrospetiva sobre a erupção de dentes associados a quistos dentígeros envolvendo 47 pré-molares mandibulares e 11 caninos superiores em crianças pré-adolescentes, verificaram que 81% dos pré-molares mandibulares e 36%

dos caninos superiores irromperam com sucesso cerca de 100 dias após a marsupialização sem tração.

18. **Bhat SS, Vidhya M, Sargod S (2003)** relataram um caso de quisto radicular associado a um segundo molar decíduo tratado endodonticamente, que causou a deslocação do sucessor permanente e a expansão bucal. O saco quístico foi removido cirurgicamente juntamente com o dente envolvido, sob anestesia geral, tendo a cicatrização decorrido sem intercorrências e, histopatologicamente, o saco quístico apresentava as caraterísticas de um quisto radicular (material amorfo invulgar, eosinofílico e atubular incorporado no epitélio quístico).[35]

19. **Meng-Ling Chiang, Wen-His (2004)** relataram um caso de OKC numa criança de 1 ano e 7 meses de idade que, clinicamente, imitava um quisto de erupção no canino primário superior esquerdo, onde os dentes ainda não tinham irrompido, sem história prévia de trauma na área. O quisto foi tratado com enucleação e o germe dentário perto da raiz do primeiro molar primário superior esquerdo foi removido.[36]

20. **Puneet Batra et al (2004)** relataram um caso de quisto dentígero em paciente do sexo feminino, com 15 anos de idade, associado a um pré-molar e a um $2^{nd}$ molar decíduo, em que os estudos citológicos mostraram um braço longo alongado no cromossoma 1, resultando no polimorfismo do cromossoma 1qh+. [37]

21. **Marcillo Dias Chaves de Oliveira et al (2004)** demonstrou a diferença na expressão de Tancina e fibronectina no cisto odontogénico e na matriz extracelular. Afirmou que a maior expressão de tencina e fibronectina é observada na cápsula dos CCOs e sugeriu uma instabilidade acentuada na estrutura cística, o que pode contribuir para o comportamento agressivo do cisto.[38]

22. **Smith AT, Cowpe JG.(2005)**Relatou um caso de quisto radicular numa criança de 3 anos de idade associado a um incisivo primário traumatizado, um cenário raro.[39]

23. **Dror M et al (2012)** estudaram 32 casos diferentes de quistos odontogénicos ocorridos em crianças, tratados por descompressão, e concluíram que a descompressão resulta num bom potencial de regeneração do osso no esqueleto craniofacial em desenvolvimento das crianças.[40]

24. **Gomes Serra et al(2015)** realizaram um estudo retrospetivo de 21 anos para investigar a distribuição dos quistos odontogénicos em pacientes com idades entre 0-18 anos e concluíram que os quistos odontogénicos em crianças são maioritariamente de desenvolvimento, especialmente os quistos dentígeros, ocorrendo predominantemente no sexo masculino, com predileção pela mandíbula posterior.[41]

25. **M Sato et al (1997)** sugeriram que a definição de "tumores pediátricos" na região oral e maxilofacial deveria ser reconsiderada, com base na sua análise retrospetiva de 250 crianças, em que a maioria das lesões eram malformações do desenvolvimento e não neoplasias.[42]

26. **Rieko Ijiri et al (2001)** relataram um caso raro de carcinoma odontogénico intraósseo pigmentado do maxilar num rapaz de 6 anos de idade, que foi provisoriamente diagnosticado como MNET, tendo sugerido uma associação estreita com o ectoderma, o mesênquima e o neuroectoderma na embriogénese do dente.[43]

27. **A O Lawal (2013)** analisou os tumores odontogénicos relatados na faculdade universitária durante um período de 21 anos e concluiu que os tumores odontogénicos em crianças e adolescentes podem não ser tão raros como anteriormente relatado. Concluíram ainda que o ameloblastoma era o tumor odontogénico mais comum em crianças.[44]

28. **Shelly Abramowicz et al (2013)**, com base na sua análise retrospetiva, indicaram que os tumores primários dos maxilares em crianças apresentam um comportamento biológico/clínico variável, muitas vezes não previsto por achados histológicos descritivos.

Sugeriram que a gestão deve, por conseguinte, ser orientada pelo comportamento clínico.[45]

29. **Mehmet Akay et al (2015)** analisaram as abordagens de tratamento multidisciplinar para pacientes pediátricos com tumores benignos dos maxilares e sugeriram uma técnica de tratamento relativamente nova - a criocirurgia. O papel da criocirurgia ainda está a ser avaliado.[3]

30. **Pourya Gholizadeh et al (2016)** referiram que o microbioma oral é um fator fortemente implicado em certas neoplasias. Sugeriram ainda que uma melhor higiene oral e o tratamento da doença periodontal poderiam ser úteis para limitar a propagação do cancro. Além disso, a utilização de estirpes de bactérias comensais como probióticos poderia prevenir o cancro oral.[46]

31. **Razieh Khanmohammadi et al (2017)** sugeriram que a desregulação de uma variedade de miRNAs, tais como miR-9, miR-7, miR-21 e miR-31, pode estar envolvida na patogénese dos tumores orais e, por conseguinte, pode ser utilizada como biomarcadores de diagnóstico, prognóstico e terapêutica para vários tumores orais.[14]

32. **Molly C Chapman et al (2019)** revisaram e descreveram a abordagem anatômica como a estrutura do diagnóstico preciso da lesão congênita. Eles concluíram que o diagnóstico correto com exames de imagem, incluindo ressonância magnética fetal, pode ter um efeito substancial no prognóstico do feto e sugeriram o tratamento intraparto ex-útero / EXIT como uma opção de tratamento.[47]

33. **Chang Bin Yun, Young-Mo Kim (2021)** relataram um caso de um homem de 8 anos de idade com schwannoma na língua anterolateral. Concluíram que, embora seja uma neoplasia rara na infância, o schwannoma deve ser considerado um diagnóstico diferencial de massa indolor na cavidade oral em crianças.[48]

34. **Sudhir R Pawar et al** apresentaram um caso de AOT associado a um incisivo lateral maxilar impactado numa mulher de 12 anos de idade que imitava um quisto dentígero. O relatório sublinhou a importância do diagnóstico precoce de inchaços de crescimento rápido, uma vez que podem ser lesões como o TEA, que requerem uma intervenção agressiva, e concluiu que o TEA é um diagnóstico diferencial em lesões uniloculares que rodeiam um dente impactado.[49]

## Conclusão

A distinção clínica entre lesões é uma competência muito importante para o dentista geral e pediátrico, especialmente quando a lesão pode ser potencialmente maligna. A identificação de várias lesões ajuda o dentista a orientar e aconselhar os doentes e os pais no sentido de um tratamento adequado.

As lesões orais pediátricas representam um subconjunto único e significativo de patologia oral com uma frequência relativa marcadamente variável. Algumas lesões podem ser particularmente difíceis devido à sua relativa raridade, combinada com a complexidade dos processos normais de desenvolvimento. A acrescentar ao desafio está o facto de muitas destas lesões serem assintomáticas. As lesões pequenas tendem a ser sub-reconhecidas devido à ausência de sintomas e podem ser identificadas apenas em radiografias de rotina

Embora os quistos odontogénicos representem uma forma comum de patologia, os tumores orais e maxilofaciais na população pediátrica são raros e, apesar de menos numerosos, são entidades patológicas importantes para as quais um cirurgião oral e maxilofacial deve estar devidamente equipado.

Muitas das lesões observadas nos primeiros anos são exclusivas desta altura da vida. A não ser que o pediatra, o dentista, o cirurgião oral e o cirurgião geral estejam familiarizados com elas, são tratadas em excesso ou de forma insuficiente. Algumas lesões tendem a desaparecer sem tratamento à medida que a criança está a crescer, enquanto outras requerem um tratamento vigoroso. Na literatura recente, existem diferentes modalidades de tratamento para as lesões pediátricas dos maxilares. Muitos cirurgiões têm dificuldade em decidir qual a técnica que oferece melhores resultados, e também não têm a certeza dos factores que podem influenciar a sua técnica de escolha. Por isso, é importante que o clínico esteja atualizado relativamente às várias condições patológicas orais, com os respectivos sinais e sintomas, para que o doente seja tratado sem medicação desnecessária.

A literatura revela muito poucos estudos relatados envolvendo patologias pediátricas. Justificam-se mais estudos em diferentes grupos etários para melhor estabelecer a variabilidade na frequência das lesões orais em indivíduos de várias origens raciais e étnicas.

## Referências

1. [1] de Almeida AS, Kato CNO, Jacome-Santos H, Pinheiro JJ, Mesquita RA, Abreu LG. Análise retrospetiva das lesões bucomaxilofaciais em crianças e adolescentes relatadas em dois serviços distintos. J Clin Exp Dent. 2021 Sep 1;13(9):e894-e905. doi: 10.4317/jced.58231. PMID: 34603618; PMCID: PMC8464385.

2. [2] Padma k u mar SK, Be e n a VT, Al o ka D, Lav R, Sivakumar R. Cistos dos maxilares na população pediátrica: Um estudo institucional de 12 □ anos. Oral Maxillofac Pathol J 2015; 6(1):532D536

3. [3] Akay, M. C., Zeytinoglu, M., Sinisek, B., & Aras, I. (2015). Gestão multidisciplinar de tumores benignos da mandíbula em crianças. InTech. doi: 10.5772/59341

4. [4] Cysts of the Oral and Maxillofacial Regions:Mervyn Shear BDS, MDS, DSc (Dent), HDipDent, FRCPath, FRSSAf, LLD (hc), DChD (hc), Hon FCD (CMSA), Hon FCPath (CMSA),,, Paul Speight BDS, PhD, FDRCPS (Glasg), FDSRCS (Eng), FDSRCS (Edin), FRCPath

5. [5] Imran A, Jayanthi P, Tanveer S, Gobu SC. Classificação dos quistos e tumores odontogénicos - Antecedentes. J Oral Maxillofac Pathol. 2016 May-Aug;20(2):269-71. doi: 10.4103/0973- 029X.185935. PMID: 27601821; PMCID: PMC4989559.

6. [6] Cistos e Pseudocistos da Cavidade Oral: Revisão da Literatura e uma Nova Proposta de ClassificaçãoDARDO MENDITTI, LUIGI LAINO, MARINA DIDOMENICO, GIUSE PPE TROIANO, MARIO GUGLIELMOTTI, SARA SAVA, ANTONIO MEZZOGIOR NO, ALFONSO BALDIInVivo Sep2018 , 32 (5) 999
1007; **DOI:** 10.21873/invivo.11340

7. [7] Arce K, Streff CS, Ettinger KS. Cistos Odontogénicos Pediátricos dos Maxilares. Oral Maxillofac Surg Clin North Am. 2016 Feb;28(1):21-30. doi: 10.1016/j.coms.2015.07.003. PMID: 26614698.

8. [8] Bilodeau EA, Hunter KD. Odontogenic and Developmental Oral Lesions in Pediatric Patients (Lesões orais odontogénicas e de desenvolvimento em pacientes pediátricos). Patologia da Cabeça e Pescoço. 2021 Mar;15(1):71-84. doi: 10.1007/s12105-020-01284-3. Epub 2021 Mar 15. PMID: 33723756; PMCID: PMC8010029.

9. [9] Greer, R., & Marx, R. (2016). Cistos Odontogênicos e Não-Odontogênicos. Em R. Greer, R. Marx, S. Said, & L. Prok (Autores), Pediatric Head and Neck Pathology (pp. 142-183). Cambridge: Cambridge University Press. doi:10.1017/9781316661949.008

10. [10] Rajendran R. Sivapathasundharam B. & Shafer W. G. (2009). Livro de texto de patologia oral de Shafer (7ª ed.). Elsevier/Reed Elsevier.

11. [11] Patil S, Rao RS, Majumdar B, Jafer M, Maralingannavar M, Sukumaran A. Lesões orais em neonatos. Int J Clin Pediatr Dent. 2016 Abr-Jun;9(2):131-8. doi: 10.5005/jp-journals- 10005-1349. Epub 2016 Jun 15. PMID: 27365934; PMCID: PMC4921882.

12. [12] Jones RS, Dillon J. Cistos nãoodontogênicos dos maxilares e tratamento na população pediátrica. Oral Maxillofac Surg Clin North Am. 2016 Feb;28(1):31-44. doi: 10.1016/j.coms.2015.08.001. PMID: 26614699.

13. [13] Aps, J. (2019). Exemplos de lesões císticas comuns na prática odontológica pediátrica. In: Imagiologia na prática odontológica pediátrica . Springer, Cham.

14. [14] Khanmohammadi R, Mir F, Baniebrahimi G, Mirzaei H. Tumores orais em crianças: Diagnosis and management. J Cell Biochem. 2018 Mar;119(3):2474-2483. doi: 10.1002/jcb.26316. Epub 2017 Sep 12. PMID: 28771820.

15. [15] Abrahams JM, McClure SA. Tumores Odontogénicos Pediátricos. Oral Maxillofac Surg Clin North Am. 2016 Feb;28(1):45-58. doi: 10.1016/j.coms.2015.08.003. PMID: 26614700.

16. [16] McDonald R. E. Avery D. R. & Dean J. A. (2011). Mcdonald e avery's dentistry for the child and adolescent (9ª ed.). Mosby/Elsevier. Recuperado em 2 de setembro de 2023 de http://www.clinicalkey.com/dura/browse/bookChapter/3-s2.0-C2009048382X.

17. [17] Greer, R., & Marx, R. (2016). Tumores Odontogénicos. Em R. Greer, R. Marx, S. Said, & L. Prok (Autores), *Pediatric Head and Neck Pathology* (pp. 184-224). Cambridge: Cambridge University Press. doi:10.1017/9781316661949.009

18. [18] BHASKAR SN. TUMORES ORAIS DA INFÂNCIA E ADOLESCÊNCIA. UM LEVANTAMENTO DE 293 CASOS. J Pediatr. 1963 Aug;63:195-210. doi: 10.1016/s0022-3476(63)80330-3. PMID: 14043061.

19. [19] Pinto A. Lesões pediátricas dos tecidos moles. Dent Clin North Am. 2005 Jan;49(1):241-58, x. doi: 10.1016/j.cden.2004.07.008. PMID: 15567371.

20. [20] Greer, R. (2016). Tumores de tecidos moles e lesões reactivas e inflamatórias da cavidade oral e da cabeça e pescoço. Em R. Greer, R. Marx, S. Said, & L. Prok (Autores), *Pediatric Head and Neck Pathology* (pp. 18-76). Cambridge: Cambridge University Press. doi:10.1017/9781316661949.003

21. [21] Browen R.M; The odontogenic keratocysts: clinical aspects.British Dent J 1970; 128 ;225-31

22. [22] Arwill e Kahnnberg; queratocistos odontogénicos associados a um condroma intramandibular. J of Oral Surg 1977; 35: 64-7.

23. [23] Killian et al ; Cisto dentígero associado a trauma em incisivos primários: relato de um caso. Quintessence Int 1992 ; 23 :683-686.

24. [24] Kratochivil e Brannon; Cartilagem na parede de queratocistos odontogénicos. J Pathol med 1993; 22: 282-5.

25. [25] Queratocistos odontogénicos com metaplasia cartilaginosa mural: Relato de caso e revisão da literatura. Triple O, Oral Radiol endod, 2001; 92: 430-434.

26. [26] Benn e Altani; Cisto dentígero de origem inflamatória; Um estudo clinicopatogénico. Oral Surg, Oral Med, Oral Path, Oral Radiol Endod ,1996;81: 203-209.

27. [27] Chow Hsun-Tau;Odontogenic keratocysts. Oral surgery oral med oral Pathol oral radiol endod, 1998; 86:573- 7

28. [28] Anwar B. et al: tratamento de queratocistos odontogénicos mandibulares. Oral Surg, Oral Med, Oral Pathol, Oral Radiol, Endod, 1998; 86; 42-7

29. [29] Mosqued -Taylore et al; Odontogenic keratocysts in chondroid fibrous wall. Um relato de caso. Int J oral maxillofacial Surg 1998; 27: 58-60

30. [30] V.Kozelj e B.Stosek;Cisto dentígero inflamatório de crianças tratado por extração dentária e descompressão - relato de 4 casos, British Dental J,1999;187(11)587-590

31. [31] A.Dowling et al: Queratocistos odontogénicos numa criança de 5 anos de idade: Manifestações iniciais da síndrome do carcinoma basocelular nevóide. Academia Americana de Odontopediatria, 2000,1; 22 :53-55.

32. [32] Krimmel M,Reinert S;Multiple odontogenic keratocysts in mental retardation - overgrowth syndrome,Br J Oral Maxillofac Surg. 2000 June; 38(3):221-3

33. [33] Adriano Pittelli et al; Células CDIa-positivas em quistos odontogénicos. J de Endodontia 2001; 27(7):459-460.

34. [34] Adriano Piattelli et al; Expressão de Ki-67 em quistos dentígeros, ameloblastomas

unicísticos e ameloblastomas resultantes de quistos dentários. J Endodontics 2002; 28(2):55-57.

35. [35] Bhat SS, Vidhya M, Sargod S: Cisto radicular associado a dente decíduo tratado endodonticamente: relato de caso.J Indian Soc Pedod Prev Dent. 2003 Dec;21(4):139-41.

36. [36] Meng-Ling Chiang, Wen-His Hung; Queratocistos odontogénicos que imitam clinicamente um quisto de erupção: relato de um caso. J oral Pathol med 2004 ;33 :373-5.

37. [37] Puneet Batra et al;Cistos dentígeros bilaterais associados ao polimorfismo no cromossoma lqh. J Clin Pedia Dent, 2004; 28(2) 177-182.

38. [38] Puneet Batra et al;Cistos dentígeros bilaterais associados ao polimorfismo no cromossoma lqh. J Clin Pedia Dent, 2004; 28(2) 177-182.

39. . [39] Subramanya PL. Cisto Radicular associado a um Incisivo Decíduo: Relato de um caso raro. Int J Clin Pediatr Dent. 2012 Sep;5(3):217-9. doi: 10.5005/jp-journals-10005- 1170. Epub 2012 Dec 5. PMID: 25206172; PMCID: PMC4155882.

40. [40] Allon DM, Allon I, Anavi Y, Kaplan I, Chaushu G. Descompressão como tratamento de lesões císticas odontogénicas em crianças. J Oral Maxillofac Surg. 2015 Abr;73(4):649-54. doi: 10.1016/j.joms.2014.10.024. Epub 2014 Oct 31. PMID: 25631867.

41. [41] Serra, Vinicius & Marques, Daniele & Marques, Rogerio & Freitas, Claudio & Lopes, Fernanda & Cruz, M.C.F.N. (2012). Cistos odontogênicos em crianças e adolescentes: Um estudo retrospetivo de 21 anos. Brazilian Journal of Oral Sciences. 11. 81-83. 10.20396/bjos.v11i2.8641401.

42. [42] Sato M, Tanaka N, Sato T, Amagasa T. Tumores orais e maxilofaciais em crianças: uma revisão. Br J Oral Maxillofac Surg. 1997 Apr;35(2):92-5. doi: 10.1016/s0266-4356(97)90682-3. PMID: 9146865.

43. [43] Ijiri R, Onuma K, Ikeda M, Kato K, Toyoda Y, Nagashima Y, Ito Y, Abiko Y, Tanaka Y. Carcinoma odontogénico pigmentado intraósseo do maxilar: relato de um caso pediátrico e diagnóstico diferencial. Hum Pathol. 2001Aug ;32(8):880-4. doi: 10.1053/hupa.2001.26475. PMID: 11521234.

44. [44] Lawal AO, Adisa AO, Popoola BO. Tumores odontogénicos em crianças e adolescentes: uma revisão de quarenta e oito casos. Ann Ib Postgrad Med. 2013 Jun;11(1):7-11. PMID: 25161416; PMCID: PMC4111056.

45. [45] Abramowicz, S., Goldwaser, B. R., Troulis, M. J., Padwa, B. L., & Kaban, L. B. (2013). Tumores primários da mandíbula em crianças. *Jornal de Cirurgia Oral e Maxilofacial*, *71*(1), 47-52.

46. [46] Gholizadeh, P., Eslami, H., Yousefi, M., Asgharzadeh, M., Aghazadeh, M., & Kafil, H. S. (2016). Papel do microbioma oral nos cancros orais, uma revisão. *Biomedicina e Farmacoterapia*, *84*, 552-558.

47. [47] Chapman, M. C., Soares, B. P., Li, Y., Shum, D. J., Glenn, O. A., Glastonbury, C. M., & Courtier, J. L. (2019). Massas orais congénitas: uma abordagem anatómica ao diagnóstico. *Radiographics*, *39*(4), 1143-1160.

48. [48] Yun, C. B., Kim, Y. M., Choi, J. S., & Kim, J. W. (2021). Schwannoma pediátrico da língua: Um relato de caso e revisão da literatura. *Revista Mundial de Casos Clínicos*, *9*(24), 7212.

49. [49] Pawar, S. R., Kshirsagar, R. A., Purkayastha, R. S., & Joshi, S. (2022). Tumor odontogênico adenomatóide que imita um cisto dentígero na maxila. *Jornal Internacional de Odontopediatria Clínica*, *15*(6), 770.

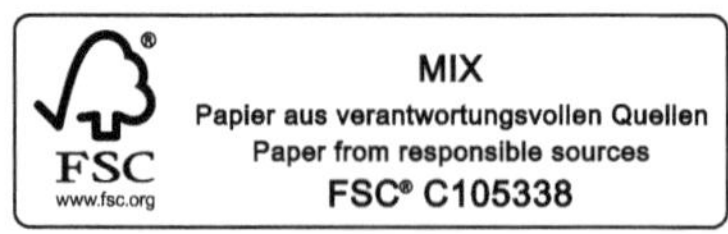


Printed by Books on Demand GmbH, Norderstedt / Germany